目錄

◆作者序 -米八芭 ...004
◆推薦序 -李懿軒 ...006
◆推薦序 -林子堯 ...007

Rx01 藥師們的自我介紹

◆我是藥師 ...010
◆藥師標準配備 ...012
◆醫院藥師 ...013
◆門診藥局生產線 ...014
◆藥物諮詢室 ...017
◆住院藥局的臨床藥師 ...020
◆藥師的大夜班 ...026
◆中藥局藥師 ...028
◆醫院其他藥師夥伴 ...034
◆你沒看見的藥師 ...038
◆社區藥局藥師 ...043
◆藥廠藥師 ...051
◆診所藥師 ...056
◆藥妝店藥師 ...060
◆藥師成長史 ...064
◆藥師的薪水與辛苦 ...066

Rx02 藥師的工作日常

◆藥師常說 ...074
◆讓藥師翻白眼的患者 ...076
◆為什麼醫療不是服務業 ...081
◆藥師工作中的凶器 ...084
◆迷信 ...085
◆醫院藥師的迷思 ...089
◆中藥局藥師的煩惱 ...092
◆怎麼樣都不滿意的患者 ...094
◆病患的醫術 ...096
◆工時 ...098
◆通靈 ...099
◆發藥字音字形大賽 ...102
◆視線躲避技能 ...104
◆白袍女性 ...106
◆調劑錯誤的原因 ...108
◆藥師的假日 ...112

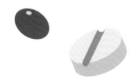

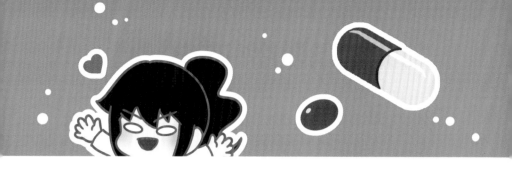

Rx03 米八芭的藥物諮詢室

◆吃藥的正確觀念 ...116

◆忘記吃藥怎麼辦？ ...120

◆正確的吃藥時間點 ...121

◆吃藥一定要配胃藥？ ...124

◆感冒藥 ...126

◆退燒 ...130

◆眼藥水注意事項 ...136

◆輕鬆藥物剝半法 ...139

◆藥物磨粉 ...140

◆科學中藥是什麼？ ...144

◆傳統水藥煎煮法 ...146

◆科學中藥保存法 ...151

◆藥罐裡面的乾燥劑 ...152

◆口內膏使用技巧 ...156

◆藥水要不要冰？ ...157

◆廢棄藥物處理 ...160

◆藥物不能配柚子 ...162

◆口罩正確戴法 ...163

◆後記 ...165

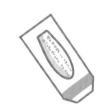

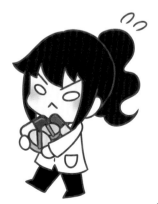

作者序 - 米八芭

　　台灣醫療水準進步，加上全民健保制度，讓台灣就醫便利又便宜，醫療品質可說是全世界「CP 值」最高也不為過。但儘管醫療這麼進步，不少台灣民眾對於醫院人員仍有許多偏頗的刻板印象，像是「男的就是醫師，女的就是護理師」等，其實現在醫院性別懸殊日漸改變，有越來越多女醫師和男護理師。

　　而且更重要的是，其實除了醫師和護理師之外，醫院其實還有很多重要的工作夥伴，像是物理治療師、職能治療師、放射師以及跟我一樣的藥師，每種職業都相當專業且重要。

　　但每當介紹自己的職業給新朋友時，很多非醫療界的朋友都會一臉狐疑的問我：「藥師是在做什麼的？」讓我覺得一陣尷尬，深刻感覺藥師這職業沒有被社會大眾了解。其實藥師工作有很大一部分是在民眾無法看見的藥局內完成。像是包藥、檢查或是確認處方等。而台灣的醫療環境，因廉價健保變成像是「醫療得來速」，醫療品質要好、速度要快、病患量又大，讓藥師能夠跟患者接觸的時間相當短暫，可能只來得及確認病患身分、發藥和簡略說明藥效等，根本沒時間介紹自己身分。這樣的狀況讓民眾無法完整詳細的理解藥物及注意事項，更不了解「藥師都在忙蝦米？」

這就是我想要畫這本書的原因，我希望透過可愛的漫畫圖文、簡單的解說，來讓更多民眾了解藥師的工作內容與一些常用的藥物知識，也希望這本書能給有志成為藥師的學生們，了解台灣現在真正的藥師工作狀況，而不是聽信一些八卦小道消息，誤認為藥師單純就是「輕鬆涼爽又高薪」，盲目踏入這個職業而後悔。我也期望這本書能夠讓民眾更了解藥師這職業，拉進藥師與民眾之間的距離。這是我人生出版的第一本書籍，感謝許多人的幫助才能順利出版！希望大家閱讀本書愉快。

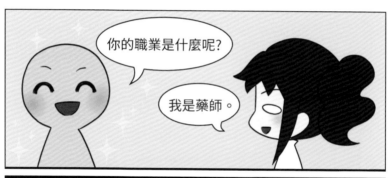

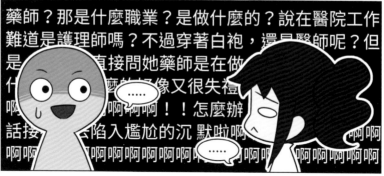

推薦序 - 李懿軒
（台灣年輕藥師協會理事長）

　　藥師，常被認為是一群默默隱藏在調劑台後的工作者。

　　但其實藥品在研發、鑑定、製造、品管、儲存、運送、批發、零售，一直到調劑，都有藥師在為社會大眾把關的身影。隨著藥師法賦予藥師新的「藥事照護」角色，藥師不再只是醫療商品的管理者，更是以「人」為中心的臨床實務工作者。

　　全國有 6000 多間的社區健保藥局，這些藥師穿梭在社區之中，成為民眾醫療與生活的橋梁。即使如此，仍然需要讓更多人了解藥師的功能，才能讓資源更有效的被運用。因此透過不同傳媒，接觸更多的族群，越顯得不可或缺。米八芭的粉絲專頁就是這樣的平台，透過日常對於藥師工作的體悟，刻畫出活潑有趣的故事。努力的讓大家知道藥師的工作與用藥安全的相關知識。

　　當我接到推薦序邀約的時候，開心到要跳起來。因為這將是台灣第一本以藥師為主題的漫畫故事。裡面的內容更是包羅萬象，不僅提供對於藥師工作有興趣的讀者豐富的資訊，更對於藥學生乃至於相關行業的讀者，開啟了一個以年輕藥師視角出發的執業生活。當然，也包含了用藥安全的衛教知識。

　　讀完了《藥師忙蝦米：白袍藥師米八芭的漫畫工作日誌》，感受到米八芭對於藥師工作的熱情種子，也希望透過這一本書，讓大家更的認識藥師、喜歡藥師這一個專業工作者。

推薦序 - 林子堯
（金漫獎首獎得主、《醫院也瘋狂》作者）

　　人難免有生病的時候，而藥物是治療疾病的利器，也因此藥師的專業就顯得相當重要，是醫療界不可或缺的重要角色。藥師米八芭是我認識很多年的朋友，他不僅藥師工作態度嚴謹認真，對於醫療知識衛教不遺餘力，對於繪畫更是抱持著熱情與夢想，如今能有機會幫他寫推薦序感到相當榮幸。

　　過去台灣從來沒有一本以藥師為主題的漫畫故事，非常高興能看到藥師「米八芭」結合其藥師專業和繪畫天分，出版了這本台灣第一本的藥師圖文漫畫書《藥師忙蝦米？白袍藥師米八芭的漫畫工作日誌》。

　　這本書中對於藥師有各種詳盡的介紹，包括藥師的訓練成長背景、藥師的醫療衛教知識、藥師日常有趣事情、甚至是最私密的藥師薪水，都有許多精采有趣的漫畫表現，我自己看了本書後，除了開懷大笑外也是收穫良多。這本書讓民眾可以用深入淺出的趣味方式，實際了解台灣藥師的工作和生活狀況。如果你本身是藥師，或是對於藥師這職業有好奇，那這本書絕對讓你獲益匪淺。另外想了解藥師這職業的民眾或學生，也可以買來看看，相當值得推薦。最後希望這本書能夠大賣，讓台灣對於藥師這職業有更多的理解與認識。

Rx 01

藥師們的自我介紹

不同工作場所的藥師，
工作內容也大不相同！
跟米八芭一起一探究竟吧！

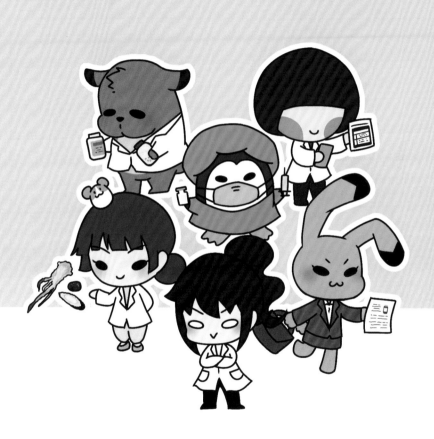

我是藥師

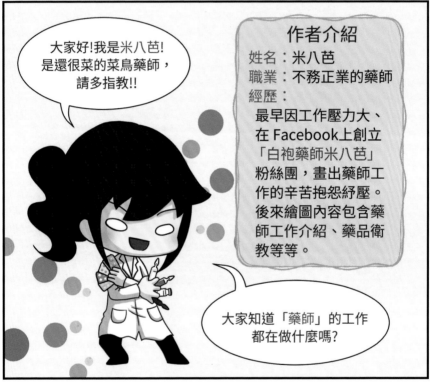

大家好!我是米八芭!
是還很菜的菜鳥藥師,
請多指教!!

作者介紹

姓名:米八芭
職業:不務正業的藥師
經歷:

最早因工作壓力大、
在 Facebook 上創立
「白袍藥師米八芭」
粉絲團,畫出藥師工
作的辛苦抱怨紓壓。
後來繪圖內容包含藥
師工作介紹、藥品衛
教等等。

大家知道「藥師」的工作
都在做什麼嗎?

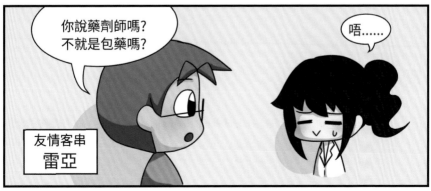

你說藥劑師嗎?
不就是包藥嗎?

唔......

友情客串
雷亞

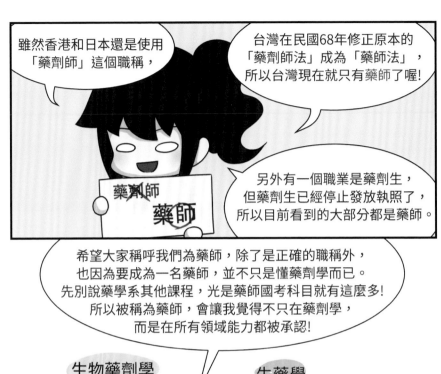

雖然香港和日本還是使用「藥劑師」這個職稱，

台灣在民國68年修正原本的「藥劑師法」成為「藥師法」，所以台灣現在就只有藥師了喔！

另外有一個職業是藥劑生，但藥劑生已經停止發放執照了，所以目前看到的大部分都是藥師。

藥劑師 藥師

希望大家稱呼我們為藥師，除了是正確的職稱外，也因為要成為一名藥師，並不只是懂藥劑學而已。先別說藥學系其他課程，光是藥師國考科目就有這麼多！所以被稱為藥師，會讓我覺得不只在藥劑學，而是在所有領域能力都被承認！

生物藥劑學　　　生藥學

調劑學　　　　　　　　藥物治療學

藥事行政與法規

藥物化學

藥劑學

藥物分析

中藥學　　臨床藥學

藥理學

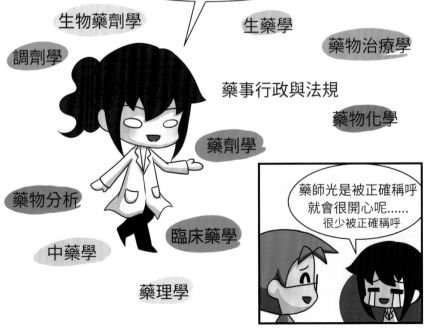

藥師光是被正確稱呼就會很開心呢......
很少被正確稱呼

藥師標準配備

伸縮扣
常會團購造型
可愛的伸縮扣

剪刀
剪排裝藥片用

執業執照
規定要配戴，證明
你是有執照的藥師

美工刀
割開紙箱、藥盒

參考書
處方集、熱病等等，有
疑義可以隨時拿出來查

筆
時常離家出走
要準備N枝

OK繃、透氣膠帶
手常常受到各種刮傷
三不五時要急救一下

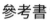

釘書機
藥袋封口使用

護手霜
手常常受到各種刮傷
三不五時要保養一下

印章
要在各個工作台移動
所以通常會準備N個

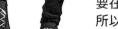

舒適的鞋子
上班基本上全程站著
需要適合久站的鞋子

醫院藥師

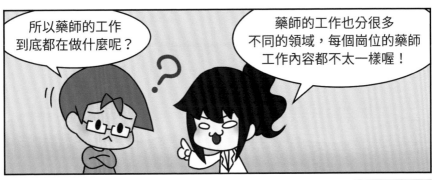

所以藥師的工作到底都在做什麼呢？

藥師的工作也分很多不同的領域，每個崗位的藥師工作內容都不太一樣喔！

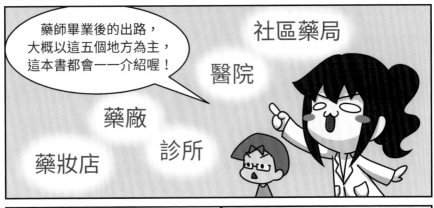

藥師畢業後的出路，大概以這五個地方為主，這本書都會一一介紹喔！

社區藥局

醫院

藥廠

藥妝店

診所

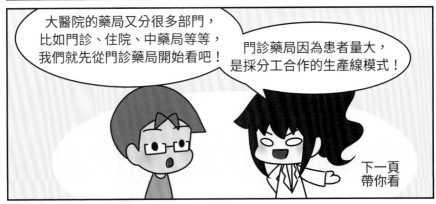

大醫院的藥局又分很多部門，比如門診、住院、中藥局等等，我們就先從門診藥局開始看吧！

門診藥局因為患者量大，是採分工合作的生產線模式！

下一頁帶你看

13

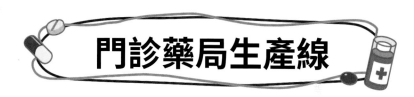

門診藥局生產線

拆藥
把藥品包裝拆掉來減少體積，以便放更多藥在調劑台，方便調劑藥師拿取，通常由輔助人員進行。

輸送帶
就是輸送帶別懷疑！可以有效節省傳遞藥品的人力。

電腦、處方集
通常配置於核對台附近，方便查詢病歷與藥品資訊

發藥台
把正確藥品給正確病人也負責簡單衛教以及回答病人問題。最容易翻白眼的位置。

 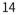

撕處方、藥袋
醫師處方和藥袋印出來後一張張撕開，再依病人分配好方便調劑，通常由輔助人員進行。

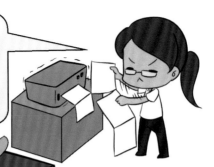

調劑台
把正確的藥品和數量放到藥袋，看似簡單但要又快又完全正確，其實非常困難，菜鳥藥師的第一站。

公藥台
把少用藥和體積龐大的外用藥集中放在這一台，增加空間和人力的利用率。

核對台
檢查調劑藥師是否拿錯與審核醫師處方，再將藥袋釘起來。必須一眼看出處方問題，通常由老鳥擔任。

藥物諮詢室
負責詳細回答病患藥物問題，備有電腦、參考書、藥品模型等。必須接招病患千奇百怪的問題，通常由老鳥擔任。

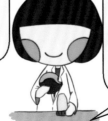

諮詢

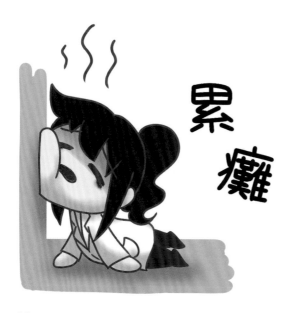

累癱

藥物諮詢室

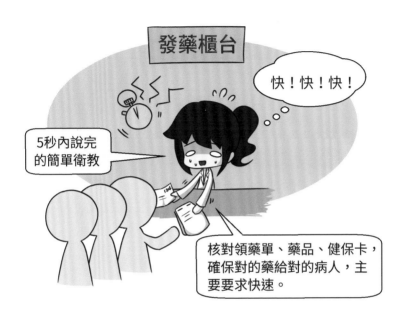

發藥櫃台

快！快！快！

5秒內說完
的簡單衛教

核對領藥單、藥品、健保卡，
確保對的藥給對的病人，主
要要求快速。

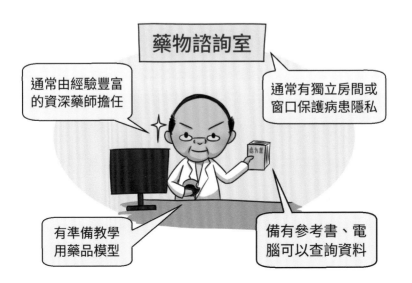

藥物諮詢室

通常由經驗豐富
的資深藥師擔任

通常有獨立房間或
窗口保護病患隱私

有準備教學
用藥品模型

備有參考書、電
腦可以查詢資料

問藥，請往藥物諮詢室！

　　在醫院一條龍生產線中，唯一會跟病患接觸的就是發藥了。台灣目前險惡的醫療環境，發藥台的藥師可以給一位患者的時間只有幾秒鐘！真的就是幾秒鐘而已！做藥物的確認、病患的確認就已經快不夠了，後面的藥品一直出來、等著領藥的隊伍綿綿不絕，實在是無法有太多時間跟患者好好說明藥物。這個狀況不但導致藥效可能無法發揮，也讓患者抱怨藥師工作不盡責……

　　雖然醫療人力不足的問題可能無法在短期間內改善，但是想要得到更詳盡的藥物衛教，其實醫院通常都有專門讓患者詢問藥物問題的「藥物諮詢室」。

　　藥物諮詢室要面對的諮詢問題，通常都不僅止於院內的藥物，而是會包含別的醫院的藥品、診所的藥品、保健食品，甚至親友推薦的不明藥物等等。必須要對患者生活習慣，還有在服用的這些、來自四面八方的東西都有一定程度的了解，才能做重複用藥、交互作用上的整合，給予最好的用藥建議。

　　因此藥物諮詢室通常由資深藥師負責，有獨立的窗口或是房間，保護患者的病情隱私，而且會準備衛教模型方便示範教學，也會備有參考書、電腦準備應戰患者

千奇百怪的問題！

　　為了更詳盡地說明藥物的使用方法，諮詢室藥師還必須學習醫療用台語、英文，甚至其他外籍看護使用的語言。完全就是為了讓人諮詢藥品、讓人得到更好的用藥品質而生的空間啊！下次如果有藥物問題想詢問，請多走兩步路到「藥物諮詢室」坐下來好好問吧！

　　也提醒各位藥師們，其實很多患者不知道有藥物諮詢室這種地方。如果有患者問藥而真的無暇回答，請不要草草帶過，要確實轉介患者到藥物諮詢室。讓我們一起把病患用藥狀況變得更好吧！

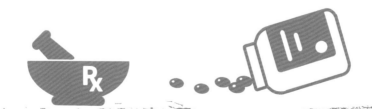

住院藥局的臨床藥師

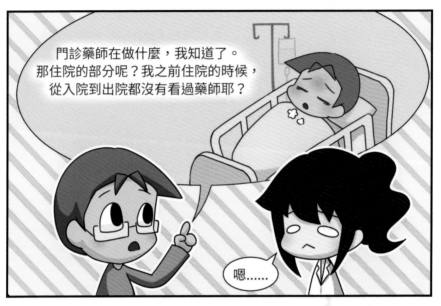

門診藥師在做什麼，我知道了。
那住院的部分呢？我之前住院的時候，
從入院到出院都沒有看過藥師耶？

嗯……

的確，台灣目前的醫療環境和分工，讓住院患者見到藥師的機會不多。雖然推行臨床藥師制度，希望藥師也能跟醫師一起到病房查房，除了讓藥師更了解病人狀況，也能讓醫師做立即性的用藥諮詢，但是可惜的是，目前實行的比例並不高……

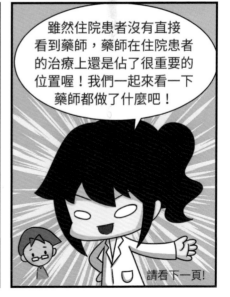

雖然住院患者沒有直接看到藥師，藥師在住院患者的治療上還是佔了很重要的位置喔！我們一起來看一下藥師都做了什麼吧！

請看下一頁！

除了極少部分藥品是放在護理站，藥師再定期去查核，大部分住院患者的藥物還是在藥局由藥師調劑完成，再送到病房使用，以達到為用藥把關的目的。送到病房的藥物一般分為首日量跟藥車兩種形式。

首日量

醫師新開立、等不到下次藥車時間、就要給藥的處方，會先調劑「到下次藥車前的藥量」。通常一天多次、固定時間送上病房，特殊情形需要盡快給藥時，可以聯絡藥局盡快優先處理。

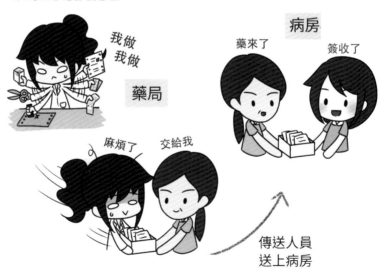

藥車
每天一次、固定時間、把患者一天份的藥物送上病房,
是住院患者藥物的主要來源。如果遇到週末、連假等,
則是會一次送上去很多天份的藥物。

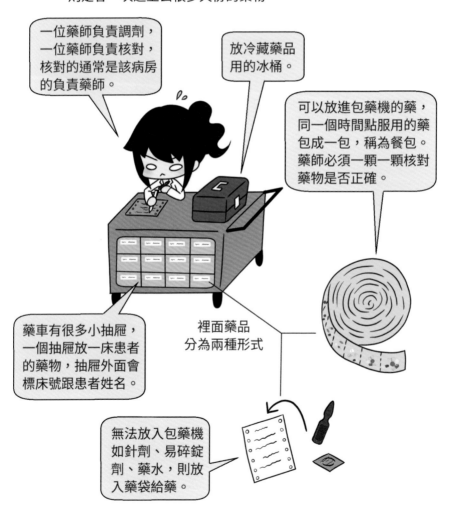

一位藥師負責調劑,
一位藥師負責核對,
核對的通常是該病房
的負責藥師。

放冷藏藥品
用的冰桶。

可以放進包藥機的藥,
同一個時間點服用的藥
包成一包,稱為餐包。
藥師必須一顆一顆核對
藥物是否正確。

藥車有很多小抽屜,
一個抽屜放一床患者
的藥物,抽屜外面會
標床號跟患者姓名。

裡面藥品
分為兩種形式

無法放入包藥機
如針劑、易碎錠
劑、藥水,則放
入藥袋給藥。

評估用藥狀況

藥師會在電腦前，透過病患的肝功能、腎功能等檢驗數值，來評估用藥的適當性。需要做血中濃度監測的藥物要提醒醫師開立驗血醫囑。醫護人員有任何用藥上的問題，也要想辦法查書、查文獻找出答案來回答。

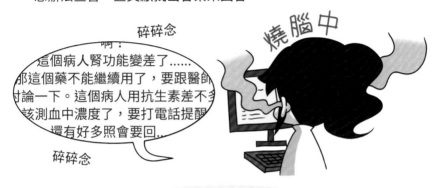

碎碎念

啊！
這個病人腎功能變差了⋯⋯
那這個藥不能繼續用了，要跟醫師
討論一下。這個病人用抗生素差不多
該測血中濃度了，要打電話提醒
還有好多照會要回⋯

碎碎念

燒腦中

視需要進行的部分

上病房衛教
病患即將出院，要回家使用注意事項較多的藥物，病房會連絡藥師到病房進行藥物使用衛教。

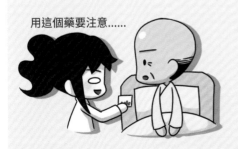

用這個藥要注意⋯⋯

團隊查房
負責該病房的臨床藥師，跟醫師、護理師一起進行查房、開會，協同擬定治療計畫。

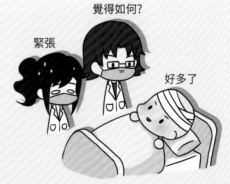

覺得如何？

緊張

好多了

住院藥局的臨床藥師

　　雖然台灣目前的醫療環境，住院患者見到藥師的機會真的不多，但是被稱為「臨床藥師」的住院病房的負責藥師們，因為業務與工作性質的不同，往往需要具備更深入的醫學、藥學知識，以及直接貼近照護病人的經驗。尤其是負責加護病房的臨床藥師，更是強者中的強者。

　　臨床藥師的工作，除了準備住院患者的藥品之外，最重要的是跟醫師、護理師直接討論，個別化依患者狀況給予正確的用藥建議。住院患者的狀況往往是複雜而嚴重的，除了使用藥物的種類繁多，也常伴隨高齡、肝、腎功能不佳等器官功能障礙，此時臨床藥師能把關藥物交互作用、用藥選擇、劑量調整及監測，在治療效益與風險之間謹慎拿捏，以協助醫療團隊擬定、調整出最佳的治療計畫。

　　臨床藥師們通常不參與大小夜輪班，但也絕對不是下班就可以準時走人的位置。除了可能要提早上班，參與病房的查房與會議，當患者狀況有變、發生罕見的副作用、或是遭遇目前主流文獻上較少描述的臨床問題時，也常常需要自主加班查找實證資料。此外，醫藥知識的深度會決定照護病人的程度，因此在下班或休假時，臨

床藥師們也需要時時進修、跟上新發表的治療指引或醫學研究，以及參加學術研討會，以增強自己的實力，才能提供更專業的臨床藥學知識。

　　所以，也許住院的時候並沒有直接看到藥師，或是因為許多職類都穿著白袍而無法認出藥師，但其實藥師都在醫療團隊中跟大家一起守護著你的健康喔。當然也希望台灣臨床藥學的環境可以更好，提供合理的臨床藥事照護給付、制定適量的藥師照護病床數上限，讓醫院有經費和員額能夠聘用足夠的臨床藥師，讓藥師能夠更了解患者的狀況，也讓病患能獲得更優質、更安全的醫療照顧。

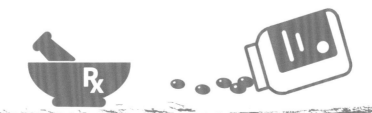

藥師的大夜班

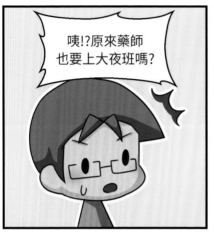

咦!?原來藥師也要上大夜班嗎?

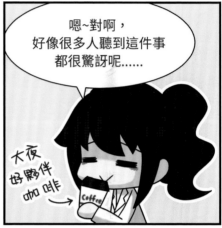

嗯~對啊,好像很多人聽到這件事都很驚訝呢......

大夜好夥伴咖啡

Coffee

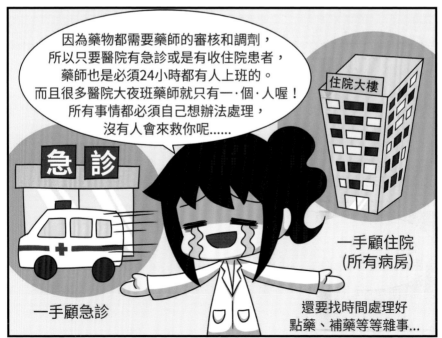

因為藥物都需要藥師的審核和調劑,所以只要醫院有急診或是有收住院患者,藥師也是必須24小時都有人上班的。而且很多醫院大夜班藥師就只有一·個·人喔!所有事情都必須自己想辦法處理,沒有人會來救你呢......

急診

住院大樓

一手顧住院
(所有病房)

一手顧急診

還要找時間處理好
點藥、補藥等等雜事...

26

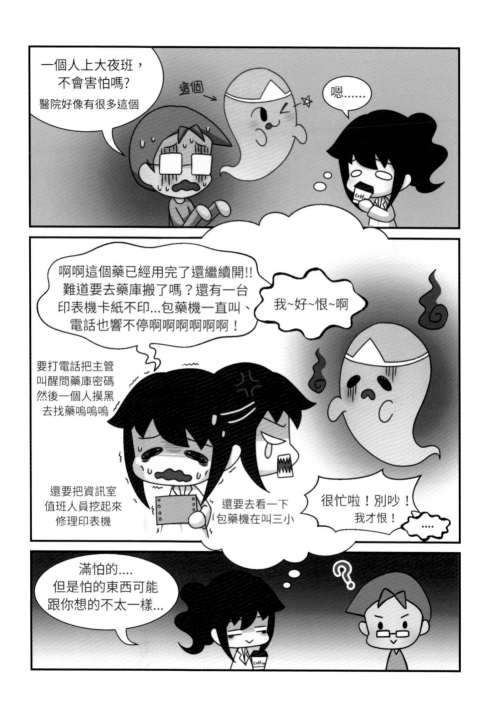

27

中藥局藥師

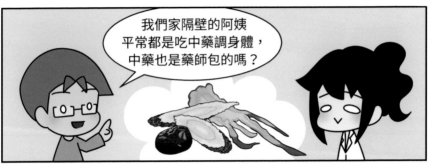

我們家隔壁的阿姨平常都是吃中藥調身體，中藥也是藥師包的嗎？

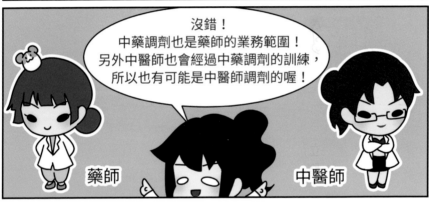

沒錯！
中藥調劑也是藥師的業務範圍！
另外中醫師也會經過中藥調劑的訓練，
所以也有可能是中醫師調劑的喔！

藥師

中醫師

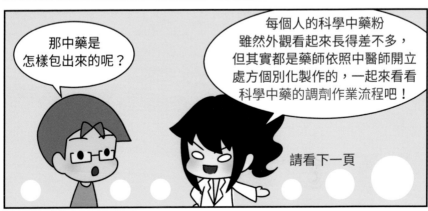

那中藥是怎樣包出來的呢？

每個人的科學中藥粉雖然外觀看起來長得差不多，但其實都是藥師依照中醫師開立處方個別化製作的，一起來看看科學中藥的調劑作業流程吧！

請看下一頁

依照醫師開立的品項跟藥量，秤量正確重量的藥粉，倒進藥缽。全部倒進去後還要秤量總重量做雙重確認。有些地方會用「刷藥罐條碼確認品項、電子秤跟電腦連線確認藥量」來做到更嚴密的調劑錯誤把關。

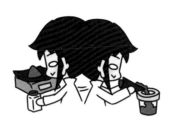

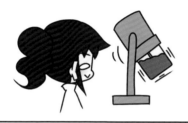

使用攪拌機均勻混合藥粉。如果藥粉量太多，就可能需要用塑膠袋手搖混合，或是分多次調劑。

依照醫師開立天數和用法計算總包數，調整包藥機到正確包數。然後把藥粉倒進去刮平，以確保每包藥粉的量相同。

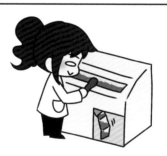

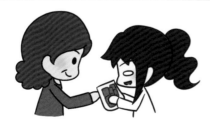

確認病患身分，交付正確藥品，衛教用藥方法。

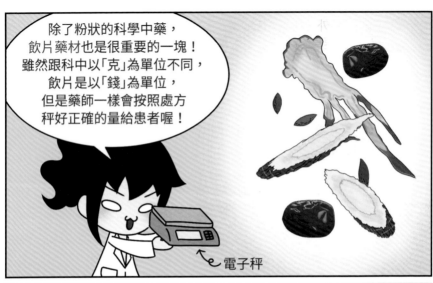

除了粉狀的科學中藥，
飲片藥材也是很重要的一塊！
雖然跟科中以「克」為單位不同，
飲片是以「錢」為單位，
但是藥師一樣會按照處方
秤好正確的量給患者喔！

← 電子秤

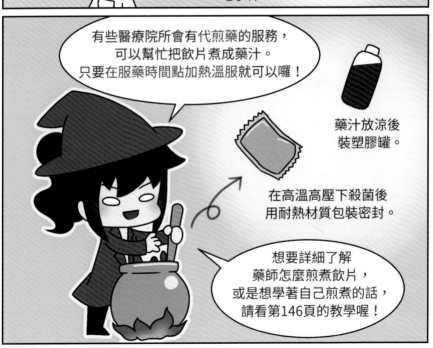

有些醫療院所會有代煎藥的服務，
可以幫忙把飲片煮成藥汁。
只要在服藥時間點加熱溫服就可以囉！

藥汁放涼後
裝塑膠罐。

在高溫高壓下殺菌後
用耐熱材質包裝密封。

想要詳細了解
藥師怎麼煎煮飲片，
或是想學著自己煎煮的話，
請看第146頁的教學喔！

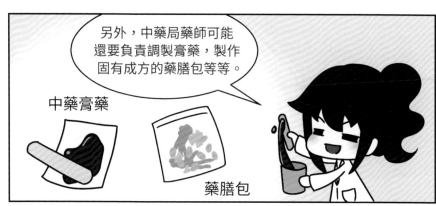

另外，中藥局藥師可能還要負責調製膏藥，製作固有成方的藥膳包等等。

中藥膏藥

藥膳包

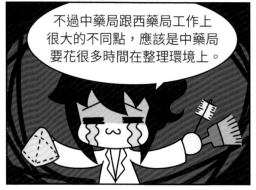

不過中藥局跟西藥局工作上很大的不同點，應該是中藥局要花很多時間在整理環境上。

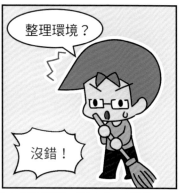

整理環境？

沒錯！

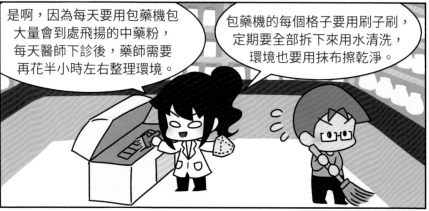

是啊，因為每天要用包藥機包大量會到處飛揚的中藥粉，每天醫師下診後，藥師需要再花半小時左右整理環境。

包藥機的每個格子要用刷子刷，定期要全部拆下來用水清洗，環境也要用抹布擦乾淨。

31

中藥局藥師

　　中藥局跟西藥局作業方式相當不同，原本在西藥局的藥師要輪調到中藥局的話也都需要一段時間的訓練。中藥局不像西藥局是 24 小時制，後面不一定會有藥師來接班，不管原本應該幾點下班，就是一定要做到醫師看完才能下班。所以遇上超人氣名醫的時候就會非常慘，原本應該 18 點結束的診可能要看到 21 點、22 點，藥師無法放藥局空城去買晚餐，而且醫院不希望員工「看起來過勞」而常常不給申報加班，中藥局藥師只能餓著肚子進行無薪加班。

　　中藥調劑所需要的專業知識，以及所需花費的作業時間，比起西藥是有過之而無不及，但是健保給付給中藥的調劑費低於西藥非常多。雖然中藥、西藥都屬於藥師專業範圍，但是中醫師也能調劑中藥、加上調劑給付低廉，造成藥師在中藥方面的工作機會少，薪水也比從事西藥的藥師更低，導致藥學教育普遍對中藥的不重視，進而造成藥師平均中藥能力低下。但是台灣同時使用中西藥的民眾非常多，其實相當需要中西藥都專業的藥師來為用藥安全做把關。

　　值得慶幸的是，近年來政府以及各藥師團體開始越來越重視藥師的中藥教育，有越來越多的課程可以讓藥

師精進自己的中藥實力。我認為，藥師應該從加強自己的中藥能力開始著手，有實力才有條件去爭取更好的工作條件，提升藥師價值，也能為民眾用藥做更好的把關。

　　最後也要提醒大家，不管是濃縮科學中藥或是傳統飲片，中藥也是藥品，用的不對也是會產生嚴重不良反應的。千萬不要聽信網路或是親朋好友的說法，就自行去買藥來吃。因為每個人身體狀況不同，就算一樣的藥方對別人很有效，卻不見得適合你的身體狀況。如果有需求，請找專業的中醫師，依照自己的身體狀況，選擇適合的中藥以及藥物形式喔！

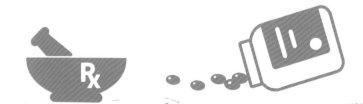

醫院其他藥師夥伴

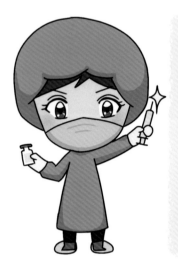

化療、TPN藥師

化學治療藥物和TPN(全靜脈營養)之調配,必須採取無菌操作,所以藥師要穿戴整身無菌衣。因為無菌衣穿脫不便,化療藥師通常都練就一身憋尿功力。化學治療藥品大部分具有細胞毒性,所以除了審核處方要格外小心,在調配的過程中也要非常注意,避免化療藥物潑灑或是發生針扎,危害到調劑藥師的健康。

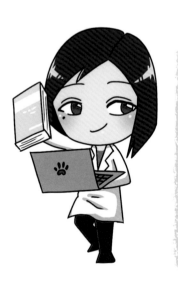

學術藥師

通常不會在第一線調劑藥物或是接觸患者,而是負責學術研究以及各種教學、教育訓練。對藥物知識、學術文章的搜尋、最新治療指引等都相當熟悉。手邊隨時備有好幾本實用的參考書。因為時常要做簡報參與各種學術討論會,所以練就看一眼就能知道字型跟字體大小的超強眼力。

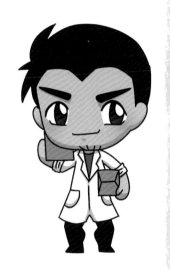

藥庫藥師

醫院的藥物用量非常大，會有專門的庫房存放藥物。而藥庫裡會有一位負責藥師來管理，每天除了要訂購藥品，收到的藥也要確實驗收，並且有條理的存放，還要負責出庫藥品給各藥局。訂購藥品的時機與數量都需要抓準，訂太少不夠用，訂太多可能會沒地方放或是過期。另外還要注意藥品批號、效期，把握先進先出原則。常要搬整箱很重的藥物，會盡量找壯丁藥師負責。

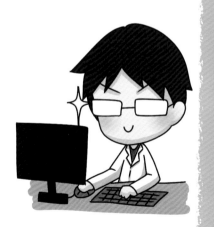

資訊藥師

負責藥物開立系統設定、藥袋印製格式等，藥物與電腦相關的業務。需要負責思考從電腦的版面配置、跳出警示框等方案，來避免藥物開立錯誤，或是調劑錯誤的發生。醫院對於部分特殊藥物的開立會有限制，如果醫師有開立的需求，就是要找資訊藥師說明狀況，請資訊藥師開放開立的權限。

醫院藥師

　　大醫院的藥師人力需求多，工作機會也多，所以許多藥師的第一份工作會選擇在大醫院工作，包括米八芭自己。大醫院通常藥物很多、病患也很多，對於作業的速度相當要求，但是對於正確率更加要求，對於剛畢業、毫無經驗的新人藥師，壓力其實非常大。米八芭當時常常在家裡偷哭、晚上會做惡夢，甚至會夢遊起來拿藥。如果有很崩潰的新人藥師看到這邊，我想跟你們說：「你不孤單，大家剛開始都是一樣的。」

　　醫院的好處是 SOP 比較明確，一個人值班的機會也不算太多，遇到真的應付不來的問題很容易找主管或學長姐求救，不需要擔心收益問題，沒有銷售的壓力，算是在保護傘下工作。另外大醫院比較有機會看到病人用藥史，有較完整的教育訓練，甚至有機會做研究在學會發表。醫院對於員工的工作時間、應該有的福利等，也比較按照政府規定進行，當然只是「比較」照規定，正式簽約工作前還是要問清楚。

　　不過大醫院也有缺點，醫院如果有急診或是有住院患者，就一年 365 天、每天 24 小時都需要有藥師值班，除了大夜班作息不正常、很傷身體以外，也可能在國定假日、過年等日子都需要上班，錯過與親朋好友團圓的

機會。而且醫院通常會要求要參加許多專業進修課程、配合醫院的義診或是演講活動，甚至宗教活動等，其實除了正常上班時間，還必須要花很多自己的時間來達到醫院的要求。而且雖然我們期望大醫院有很多精進的機會，但是以目前台灣環境來說，大部分時間都在當包藥的機械手臂。

　　很多學弟妹會想問：「剛畢業後是否應該先到醫院訓練？」我個人的看法是，有明確職涯規劃的藥師，並不見得要先到大醫院工作。不過如果是對自己未來職業場所沒有很明確方向的學弟妹，我個人是會建議到醫院去當PGY。由我前面的介紹可以看出，醫院藥師有相當多不同的形式，到醫院當 PGY 基本上所有位置都會學過一輪，可以藉此了解自己喜歡或是適合什麼樣的工作形式。並且醫院的藥品種類、病人症狀的複雜度，也是外面藥局或診所很難比擬的，對於身為一名藥師的專業上，可以有大大的提升。

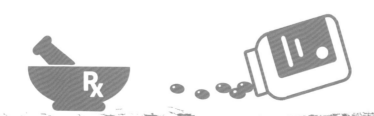

你沒看見的藥師

問你名字 把藥給你

確認沒有發錯人，也要確實收下領藥單、管藥單等憑據，最重要是衛教患者正確使用藥品。

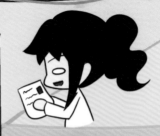

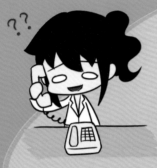

回答民眾或醫護的藥物問題

醫院藥局隨時都有藥師回答藥物問題，不知道的問題也是要想辦法查出答案來！

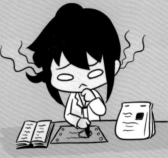

處方核對

憑處方上有限的資料、數據，確認醫師處方的正確性，個人覺得這是藥師最重要的價值。

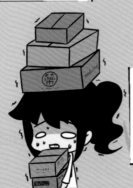

搬藥、補藥

雖然藥品多又重，為了補藥正確性不能交由輔助人員，就算是柔弱的女藥師也只能拚了！

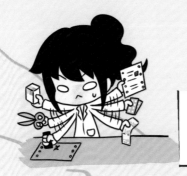

包你的藥

必須在短時間內，快速且零錯誤的依照處方調劑出專屬於你的藥品。

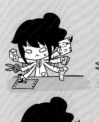

包其他幾千人的藥

這個應該很明顯卻很常被忽視，調劑一份藥物通常不會太久，前面有很多人才是久候主因。

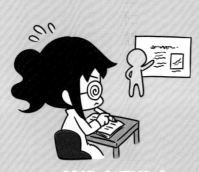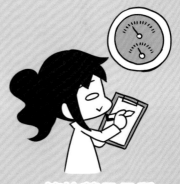

精進專業能力

醫療領域日新月異，必須用下班時間努力用功確保工作能力，也才能繼續保有執照。

管控藥品品質

定期檢查環境溫溼度、藥品效期，確保藥品品質無虞。工作太忙的話就得用下班時間進行。

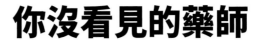

你沒看見的藥師

　　由於大部分藥局是採取不透明設計，民眾看不見藥局內部，所以大部分民眾對於藥師的工作認知僅止於包藥與發藥。因此常有「藥師工作好輕鬆啊！」「包個藥為什麼需要這麼久？」這樣的想法產生。

　　但是做好一份藥，其實不如大家想像的簡單，更不用說藥師還有許多一般人不知道的工作要忙。藥師在處理一份藥物，不是把藥放進藥袋裡就完成了，我們還需要進行「處方核對」，就是必須依據藥品的建議用法、患者身體檢驗數據、醫師寫的病症等資訊，去審視藥物的開立有沒有問題。如果覺得處方有些疑義，可能需要去查資料、打電話跟醫師討論，這些都是相當花費時間的。這個為用藥安全把關的動作，需要相當的藥物知識與經驗才能勝任，所以藥師們還需要利用下班時間上課、念書，不斷的精進自己，才能確保在這個日新月異的醫療領域，能夠確實勝任藥師的職務。

　　除了核對需要花時間，醫院的患者數很多，必須按先後順序來處理患者的藥物，其實才是造成久候的主要原因。另外藥師在藥局裡面還需要接電話回答藥物相關問題，有些問題可能必須花點時間卻又需要立刻處理，就可能會導致線上調劑作業被耽擱。還有偶爾可能會發

生醫師開立的藥物用完了，需要趕快去藥庫搬，甚至想辦法跟別的醫院調藥，雖然不常發生，也可能會造成藥物需要等比較久。

　　因為藥師的工作並不如大部分的人想像的那樣簡單，所以過度要求候藥時間，對患者來說其實不見得是好事。要求過短的候藥時間，除了造成藥師無法喝水、上廁所與巨大的心理壓力外，也容易因為趕時間在拿藥時出錯、或沒有發現有問題的處方，在醫療這個領域出錯，是可能發生攸關性命的嚴重後果的。希望透過這張圖讓大家知道藥師真實的工作內容，因為互相了解才能互相體諒，能夠給藥師更充裕的時間，讓藥師確實為大家的用藥安全把關。

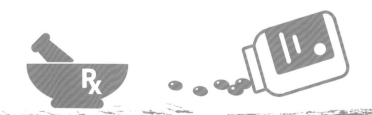

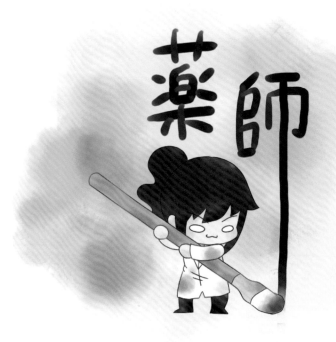

社區藥局藥師

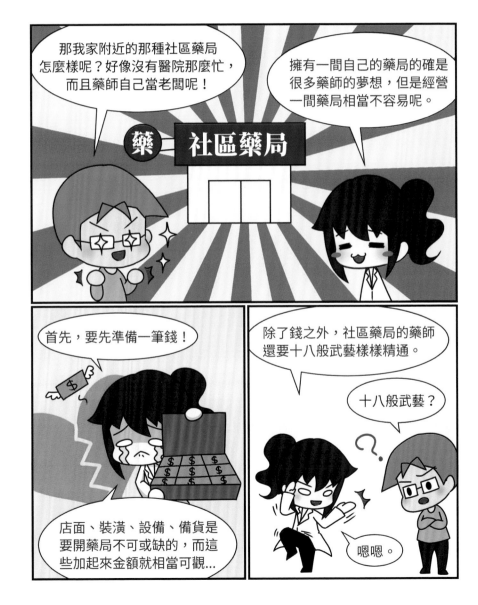

那我家附近的那種社區藥局怎麼樣呢？好像沒有醫院那麼忙，而且藥師自己當老闆呢！

擁有一間自己的藥局的確是很多藥師的夢想，但是經營一間藥局相當不容易呢。

藥　社區藥局

首先，要先準備一筆錢！

店面、裝潢、設備、備貨是要開藥局不可或缺的，而這些加起來金額就相當可觀...

除了錢之外，社區藥局的藥師還要十八般武藝樣樣精通。

十八般武藝？

嗯嗯。

社區藥局不像醫院一樣分工精細，
所有事情都要自己來！

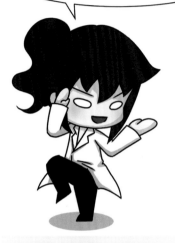

過卡、調劑、核對、發藥

在醫院分工合作的事全部自己來，
沒人幫忙檢查所以要格外小心。也
不像醫院有人力可以調度，同時來
幾位客人很容易忙不過來。

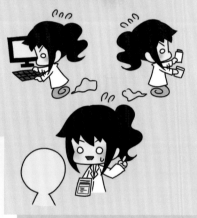

查價、定價、結帳

在醫院只要顧好藥學專業，
錢由批價單位處理。社區藥
局必須經常調查市價、隨時
調整定價。也要收款、算帳
和處理客人對價格的抱怨。

這家賣這麼便宜!?

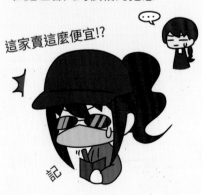

叫貨

新商品要先想辦法得到
負責業務的電話，以及
跟對方談商品價格。

你好我要叫貨

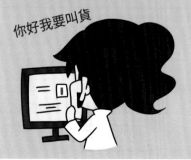

44

庫存管理

必須熟悉商品消耗的速度，在適當時機點叫貨。太早可能無空間儲存，太晚顧客可能因買不到商品而流失。

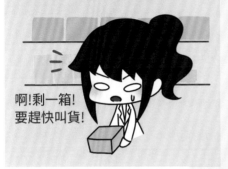

啊!剩一箱!
要趕快叫貨!

商品陳設、銷售

藥局販售的保健食品，在學校幾乎沒有教，藥師要自己去學習、了解商品，才有辦法跟顧客介紹。如何擺放商品才能有利販賣，也是一門大學問。

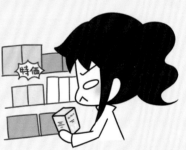

而且新藥局或小型藥局，業務量比較少，收入不足以請其他員工，老闆藥師只要藥局有營業就必需要上班，工時長、也沒有假期可言。

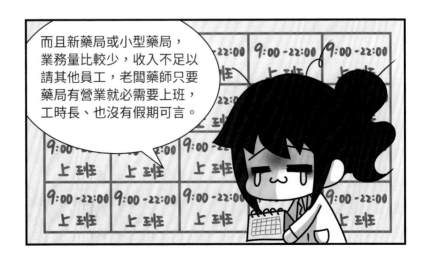

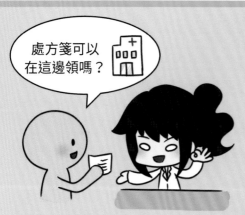

處方箋可以在這邊領嗎？

醫院、診所處方領藥

社區藥局藥師會按照醫師處方正確給藥，藥局領藥通常不用大排長龍，藥師有更多時間講解，又在住家附近，方便又安心！

量血壓或其他健康諮詢

許多的社區藥局有架設血壓機，可以多利用鄰近的藥局來做身體狀況的監控。也可以詢問有關健康的問題，並請藥師提供專業的建議。

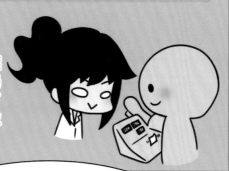

社區藥局除了大家熟悉的藥品、保健食品的販售，其實還有這些業務來幫助大家更健康喔！有需要的話可以詢問家裡附近的社區藥局喔！

這麼多!?

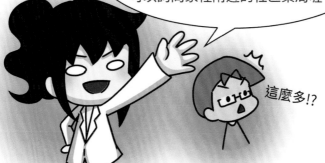

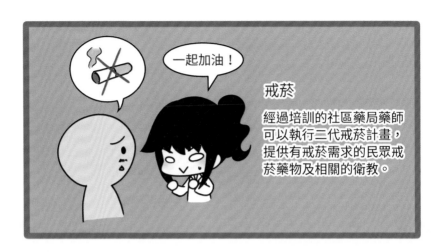

一起加油！

戒菸

經過培訓的社區藥局藥師可以執行二代戒菸計畫，提供有戒菸需求的民眾戒菸藥物及相關的衛教。

用藥整合、指導

藥師可以依照處方及醫療紀錄進行判斷性服務，確認藥品的適當性、安全性，並且給予對應的用藥諮詢指導。

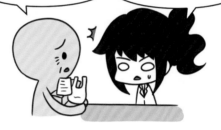

我想少吃一點藥。

我先幫您評估看看。

居家長期照護

大部分長照的需求者，也有醫療跟用藥需求。甚至因身體上的不便，會造成用藥上的問題。所以在服用方式、劑型等細節都需要藥師更細心的觀察和調整。

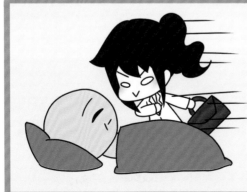

社區藥局藥師

　　或許許多人會認為，社區藥局的藥師比醫院藥師輕鬆許多，其實不見得。醫院因為病患的量很多，通常一位藥師負責一個部分就夠忙了，例如藥庫藥師負責藥品管理、諮詢室藥師負責回答患者問題。但是在社區藥局，一家藥局可能只有 1、2 位藥師執業，而且同一個時間可能只有一位藥師，所以對於藥局業務範圍內的每件事情都要相當熟悉才行。從藥物的訂購開始、到庫存管理、商品的陳設、銷售的技巧等都要能夠獨立處理。並且藥學系的教育過程是以藥品為主，社區藥局主力販售的保健食品、奶粉、尿布等等，其實大學課程著墨並不多，藥師們到社區藥局任職後，除了藥物知識必須要熟悉，更必須精進自己其他產品的知識與能力，才能真正給顧客最好的選擇建議。

　　社區藥局最困難的地方，大概就是與顧客的對應了。顧名思義，社區藥局服務的對象以住在附近的居民為主，每一個客人有什麼樣的需求、什麼樣的性格，都要確實記清楚，銷售的業務才能順利進行。這個是沒有 SOP 的，每位客人的狀況都不相同，甚至奧客也非常多，怎麼對應、怎麼在客人要求與現實狀況中取捨，考驗藥師們的隨機應變能力。

雖然有許多辛苦的地方，有一間能夠實現自己理念的社區藥局，應該還是許多藥師的夢想。從現實面考量，比起受雇於人、一輩子就是領那一份死薪水，自己經營社區藥局，的確有機會為自己創造更大的財富，但也伴隨著相當的付出與風險。社區藥局剛開始經營的時候，可能顧客量不多，沒有經費請第二位藥師，藥師老闆本人就要每天從早顧到晚，幾乎是全年無休、相當辛苦。除了傳統的社區藥局，近年來也多了連鎖藥局、藥妝店、還有網路通路的競爭，經營起來是相當不容易。怎麼在競爭激烈的環境中，做出自己的特色，在營收利益上持續成長，考驗著每位社區藥局藥師的策略與能力。

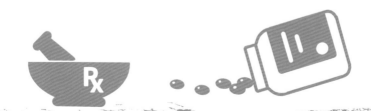

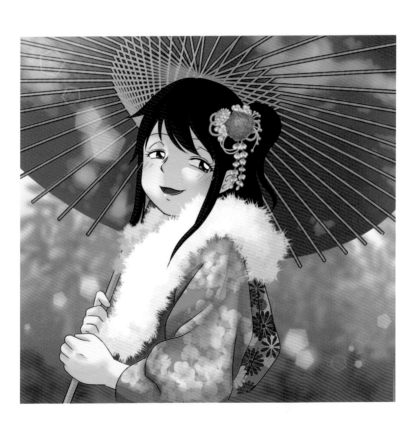

藥廠藥師

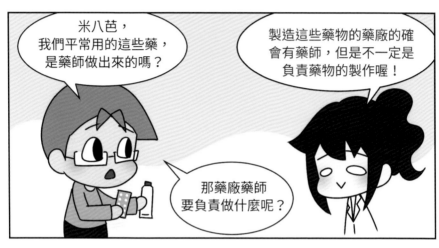

米八芭，我們平常用的這些藥，是藥師做出來的嗎？

製造這些藥物的藥廠的確會有藥師，但是不一定是負責藥物的製作喔！

那藥廠藥師要負責做什麼呢？

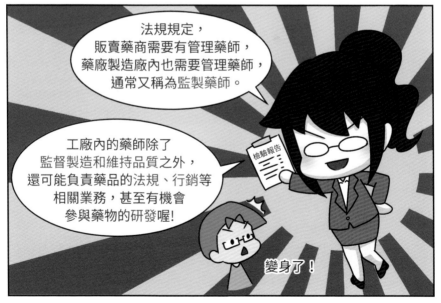

法規規定，販賣藥商需要有管理藥師，藥廠製造廠內也需要管理藥師，通常又稱為監製藥師。

工廠內的藥師除了監督製造和維持品質之外，還可能負責藥品的法規、行銷等相關業務，甚至有機會參與藥物的研發喔！

檢驗報告

變身了！

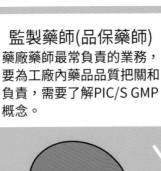

監製藥師(品保藥師)
藥廠藥師最常負責的業務，要為工廠內藥品品質把關和負責，需要了解PIC/S GMP概念。

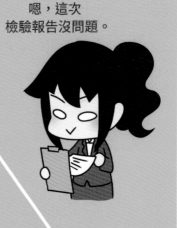

嗯，這次檢驗報告沒問題。

來看一下生產線。

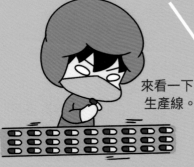

行銷藥師
藥品行銷的策略研擬，到各個醫療機構說明、推廣自家藥品。

我們的產品特色有......

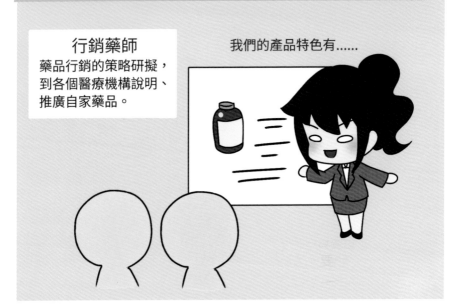

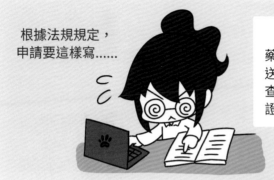

根據法規規定，
申請要這樣寫......

法規藥師
藥品的查驗登記文件
送食品藥物管理署審
查，以取得藥品許可
證或廠內缺失回覆。

研發藥師
通常以博士居多，
在實驗室執行劑型
的改良或是新產品
的開發。

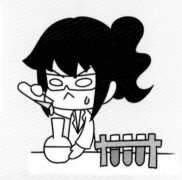

藥廠又分為台廠與外商，
因為外商在台灣幾乎沒有工廠，
所以幾乎沒有監製跟研發，而是
著重在臨床試驗、法規、行銷。

台廠藥師則是常要
身兼多職，例如監製藥師
也要負責研發，
也要懂法規。

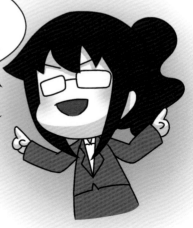

藥廠藥師

　　台灣法規目前規定是一間藥廠只需要有一位負責藥師，也因此工作機會相較於醫院、診所、藥局比較少。藥廠藥師的工作內容也分成很多部分，品保、研發、行銷、學術、法規都是藥師可能負責的部分。

　　品保藥師又稱為監製藥師，主要工作內容是為藥物品質把關。需要熟悉 PIC/S GMP 所規定的製藥規範，並且監察生產過程是否有確實遵守，並且需要為藥品品質負責任。研發藥師通常以碩博士為主，台灣目前幾乎沒有研發新藥的部分，大多藉由改變劑型、改善吸收率等，來做出更優質的藥品。行銷藥師需要做藥品行銷策略的研擬，而且可能要不斷想出新方式推銷藥品，也需要到各大醫院、藥局做簡報，來介紹推廣自家藥品，所以對於自家產品甚至對手產品特性都需要相當熟悉。學術藥師則必須要整理國際期刊和資訊，將資訊傳遞給行銷和業務去推銷。法規藥師的工作則主要是把藥品和資料送食品藥物管理署審查，以達成藥證的申請或展延，讓藥物可以合法販售。

　　藥廠大致上可以分為台灣廠以及外商，兩邊工作形式會有點差異。外商藥廠因為工廠大多設在國外，所以大部分沒有監製和研發的職位，相對著重在臨床試驗、

法規與藥品行銷。比較偏向做一個小螺絲釘，負責好自己分內工作。台廠藥師則是比較常身兼多職，常常監製藥師還需要負責法規和藥品行銷的部分，就算不是親自負責，但是對於各個部分的工作都需要了解，在公司扮演各個部門的橋梁。但由於對於藥品較為熟悉，有經驗的藥廠藥師，在廠內的職位是有可能升上藥廠廠長。

藥廠藥師的薪資雖然一開始跟醫院藥局差不多，甚至更少，但是如果是對藥品研發或行銷有興趣、有才能的人，能夠幫助自家公司的產品大賣，薪水與一般受雇藥師的死薪水相比，是更有未來性與增加空間的。

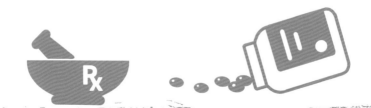

診所藥師

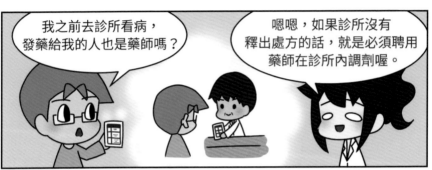

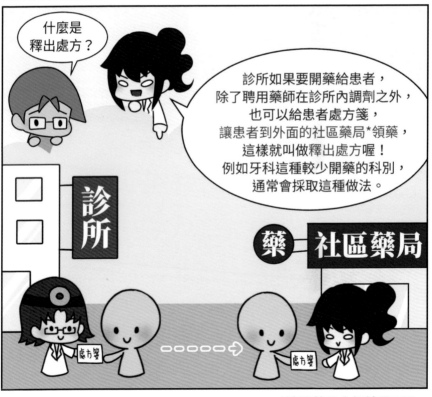

*社區藥局介紹請見P43

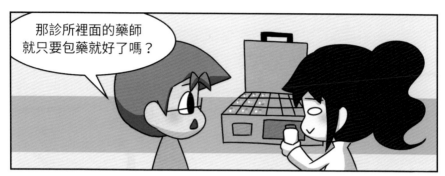

那診所裡面的藥師
就只要包藥就好了嗎？

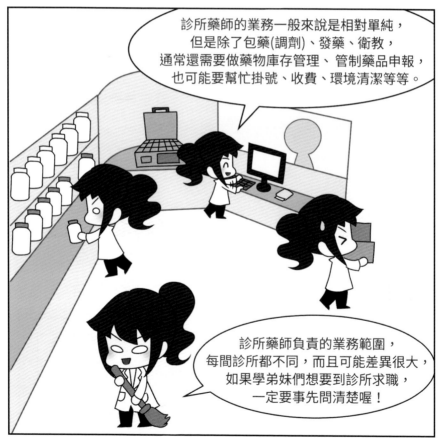

診所藥師的業務一般來說是相對單純，
但是除了包藥(調劑)、發藥、衛教，
通常還需要做藥物庫存管理、管制藥品申報，
也可能要幫忙掛號、收費、環境清潔等等。

診所藥師負責的業務範圍，
每間診所都不同，而且可能差異很大，
如果學弟妹們想要到診所求職，
一定要事先問清楚喔！

診所藥師

因為目前政府鼓勵醫藥分業，也可能因為有些診所的藥物處方量沒有那麼多，有越來越多的診所不聘用藥師，而是把處方箋釋出，讓患者拿處方箋到外面的健保藥局領藥。不過還是有許多患者數量很多，或是附近沒有健保藥局可以配合的診所，會聘用藥師在診所內調劑。診所藥師這個領域實在太五花八門，每一間診所的型態和工作負責範圍都不相同，所以這邊只能講個比較常見的型態供大家參考。

診所藥師需要負責的工作，最主要就是診所患者的藥物調劑，以及藥物使用的衛教。診所內的藥物品項相較於大醫院和社區藥局少很多，比較少發生品項混淆、調劑錯誤的狀況，但也因為同一時間通常只有一位藥師，就算突然湧入很多患者也無法有人支援，只能自己努力衝衝衝。除了藥物調劑的業務，如果藥品費用較高，而需要部分負擔藥費的患者，通常是由藥師在發藥的時候收取藥費。另外診所內藥品的庫存管理、管制藥品的申報作業，也經常是由診所藥師負責。

除了這些一般公認是藥師業務範圍內的工作，在規模較小、沒有櫃檯人員的診所，或是櫃台人員忙碌的時候，診所藥師可能也需要幫忙掛號、收款、接電話，甚至可能要負責清掃環境、幫忙醫師的私事等等。

診所藥師這個領域，一般來說工作內容相對於其他工作場所的藥師是比較單純。不過依據診所的不同，也可能變得非常複雜，或是超出一般藥師業務範圍很多 XD。如果有希望到診所求職的藥師們，務必要在進去之前問清楚該診所的工作內容喔！

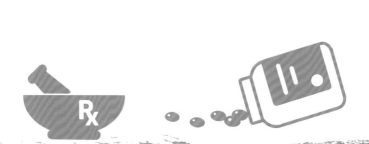

藥妝店藥師

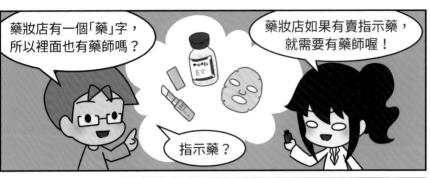

藥妝店有一個「藥」字，所以裡面也有藥師嗎？

指示藥？

藥妝店如果有賣指示藥，就需要有藥師喔！

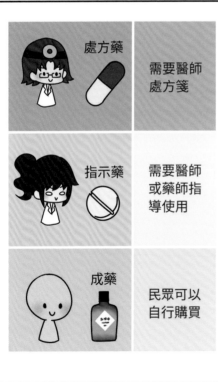

處方藥	需要醫師處方箋
指示藥	需要醫師或藥師指導使用
成藥	民眾可以自行購買

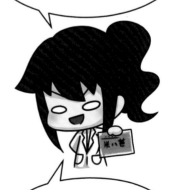

沒錯！藥物是有分級的喔！

藥妝店販售指示藥要藥師當班時才能賣。也建議民眾在購買指示藥前先諮詢過藥師。

可以用配戴的執業執照來辨認藥師

60

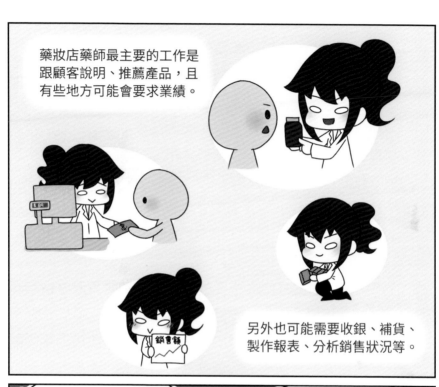

藥妝店藥師最主要的工作是跟顧客說明、推薦產品,且有些地方可能會要求業績。

另外也可能需要收銀、補貨、製作報表、分析銷售狀況等。

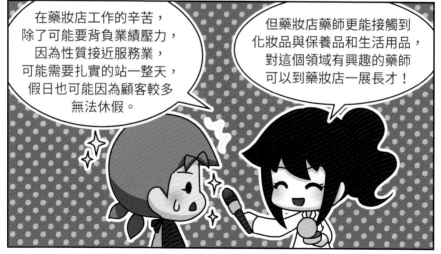

在藥妝店工作的辛苦,除了可能要背負業績壓力,因為性質接近服務業,可能需要扎實的站一整天,假日也可能因為顧客較多無法休假。

但藥妝店藥師更能接觸到化妝品與保養品和生活用品,對這個領域有興趣的藥師可以到藥妝店一展長才!

藥妝店藥師

　　藥妝店一般是不會備有需要醫師處方的「處方藥」，但目前台灣大部分的藥妝店都有販售需要醫師、藥師或藥劑生來指導民眾使用的「指示藥」，例如綜合感冒藥、部分止痛藥、腸胃藥等等，也因此大部分的藥妝店裡面是會有藥師執業的。而在藥師不當班的時間，藥妝店就不能販售指示藥，只能販售一般食品、化妝品、保養品，以及危險性較小的「成藥」，例如蚊蟲叮咬藥膏、防蚊噴霧等等。

　　藥妝店的藥師最主要的工作內容就是讓顧客做指示藥的諮詢以及販售，但是通常藥妝店會希望藥師也能幫忙推銷產品，增加店裡的營業額。所以藥妝店的藥師除了藥品，對於店裡的保健食品，甚至美妝產品的陳列位置、價錢、特色等也都要熟悉了解。雖然通常不會大幅度影響薪水，但是大部分的藥妝店藥師也是會有來自上層的業績壓力。

　　除了最基本的銷售業務，藥妝店藥師可能還需要負責收銀、補貨、退換貨等店內業務，也可能要負責盤點、查商品效期、分析銷售狀況來做成報表等行政業務。有些藥妝店是把這些業務白紙黑字明列在藥師的工作範圍內，有些則是採取自發性幫忙性質，如果有想要進藥妝

店工作的藥師們，建議在進去之前確認清楚。

　　說到藥妝店的辛苦之處，除了可能有業績壓力，再來就是久站了。大醫院和社區藥局的藥師，雖然通常也需要站很久，但是會在部分工作崗位，例如核對、發藥等位置放椅子，讓藥師們還是有些許時間可以坐一下。但是藥妝店性質更加接近服務業，通常上層因為「體面、禮貌」等理由，會要求即使沒有顧客的時候也一定要站著，所以是必須扎實的站滿 8 小時的。另外，因為一般民眾通常在假日有比較多時間去藥妝店購物，因此假日也需要更多員工上班，所以有些藥妝店會要求盡量少休週末假日，所以藥妝店藥師也可能有總是無法跟親友相聚的狀況。

藥師成長史

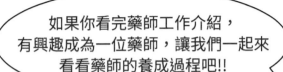

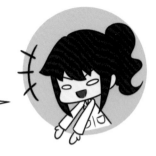

如果你看完藥師工作介紹，
有興趣成為一位藥師，讓我們一起來
看看藥師的養成過程吧!!

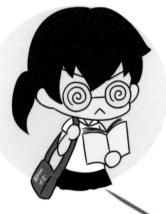

考生

想當藥師一定要讀藥學系，
總之先K書考上藥學系吧!

考上藥學系

藥學生

考上之後，就是繼續念更
多書！藥學系實做課程不
多，以知識性考試為主。
雖然考試前很崩潰，但是
還算有自己的時間。

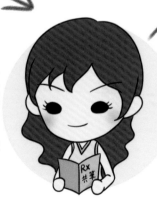

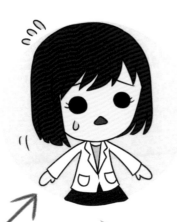

實習生

畢業前必經的實習，初次脫離紙上談兵，很多事情不懂而相當慌亂，但還不用直接承受工作壓力。藉由實際體驗讓藥師能力大躍進。

通過國家考試

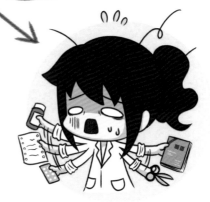

PGY藥師

正式成為藥師，還不熟悉工作，每天都慌亂崩潰。每張調劑處方都要蓋章，初次體驗到「負責」的壓力。工作耗盡心力、假也很少，生活只剩工作。

完成PGY訓練

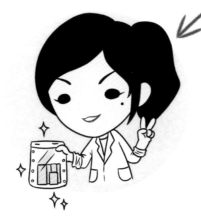

藥師

PGY訓練完成後可以獨立工作。即使很忙也可以俐落完成工作。工作上手了有更多時間留給自己。

藥師的薪水與辛苦

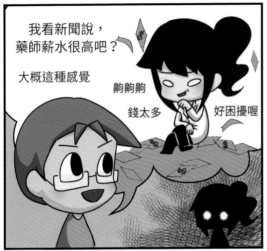

我看新聞說，
藥師薪水很高吧？

大概這種感覺

齁齁齁

錢太多

好困擾喔

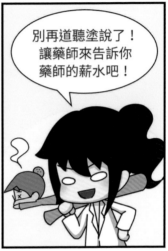

別再道聽塗說了！
讓藥師來告訴你
藥師的薪水吧！

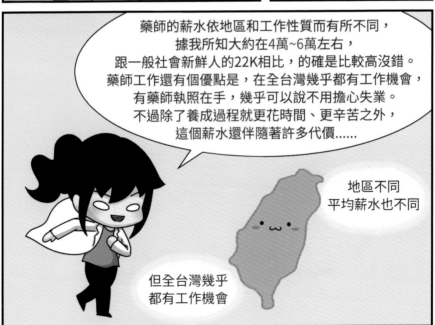

藥師的薪水依地區和工作性質而有所不同，
據我所知大約在4萬~6萬左右，
跟一般社會新鮮人的22K相比，的確是比較高沒錯。
藥師工作還有個優點是，在全台灣幾乎都有工作機會，
有藥師執照在手，幾乎可以說不用擔心失業。
不過除了養成過程就更花時間、更辛苦之外，
這個薪水還伴隨著許多代價......

地區不同
平均薪水也不同

但全台灣幾乎
都有工作機會

三班輪轉、生理時鐘大亂

前面有介紹過醫院藥師也是需要大、小夜班，除了違反自然的生理時鐘，更悲慘的狀況是白班、小夜、大夜換來換去的花花班，身體無法適應這樣頻繁的調整作息，就很容易出問題。

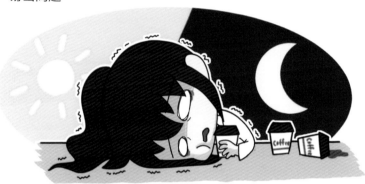

狂風暴雨、照常上班

醫療業的工作性質相較於其他職業，比較具有需立即、無法等待的特性，就算天氣很糟糕也必須去上班，會造成在上班途中發生意外的風險。

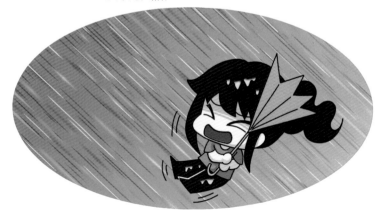

毫無犯錯空間、巨大工作壓力

醫療如果犯錯，有可能是攸關人命的，所以對錯誤的容忍度相當低。除了上司要求正確率的壓力，還要面對自己對犯錯的恐懼。在人力不足的台灣，也沒有多檢查幾次的時間，只能祈禱自己不要出錯。

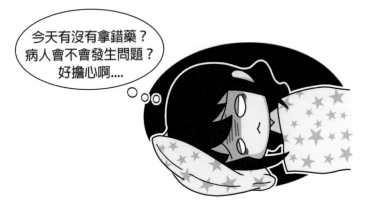

今天有沒有拿錯藥？
病人會不會發生問題？
好擔心啊....

粗重搬運工、久站一整天

藥師常要搬藥品、藥袋等重物，即使是女性藥師也一樣被迫練成女漢子。還有藥師工作常需要站一整天，甚至跑來跑去，下班常常鐵腿。一般人以為藥師只要包藥很輕鬆，其實相當需要體力。

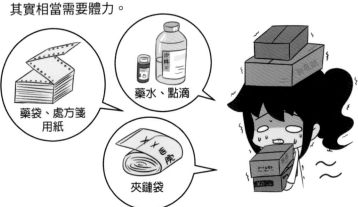

藥袋、處方箋
用紙

藥水、點滴

夾鏈袋

有假休不得、抱病也要上班

台灣環境人手不足，就算有加班累積的休假、或是特休，也常因為沒有替代人力而不能休假。就算生病，請假會造成同事原本就很重的工作量更重，或好不容易休假的同事被抓來上班，所以只要還能動都會抱病上班。

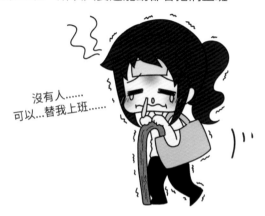

病毒細菌亂噴、感染風險大增

會來醫療院所，通常都是病人(廢話XD)，所以我們的工作環境中，充滿著病毒、細菌等感染源，為了工作也不能迴避跟病人接觸，雖然會盡量做好口罩、手套等防護，被感染而生病的風險還是比其他職業高很多。

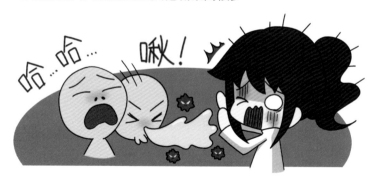

親友團聚、我在上班

過年、中秋等假日,因為大部分的人會放假回家鄉,經常會被用來舉辦家族聚餐、同學會等等。但是藥師時常因為無法放假,而錯失這些親友交流的機會。

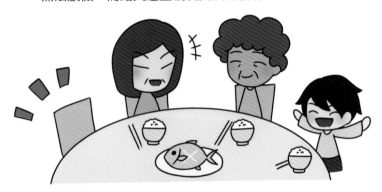

薪水獎金、始終如一

藥師因為有執照加持,起薪的確是高於大部分社會新鮮人,但是薪水並沒有太多增加的空間。20幾歲時拿4、5萬的確覺得很多,但是年紀漸長,需要車子、房子、養孩子的時候,藥師薪水好像也沒有那麼充裕了。

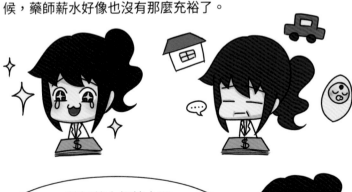

藥師薪水相較之下的確還不錯,但也伴隨著許多缺點,有想要踏進來的人請好好考慮喔~

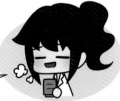

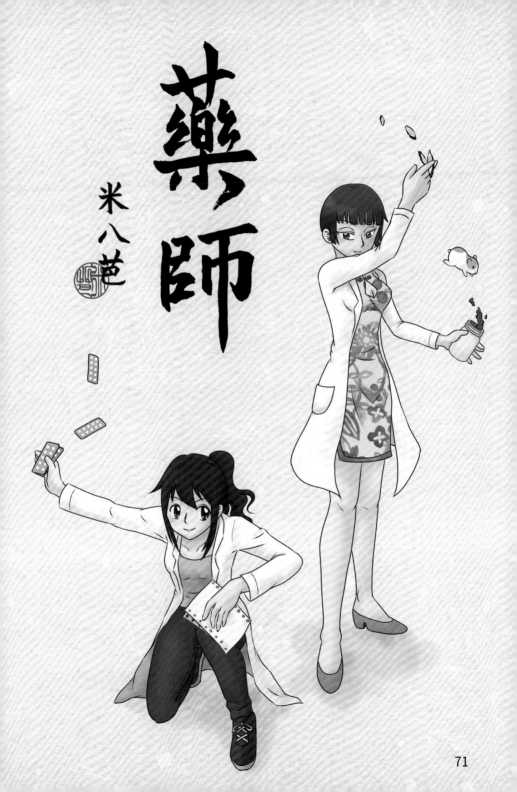

藥師

米八芭

R⟨X⟩02
藥師的工作日常

人們想像的藥師工作，
跟實際上總有段差異。
來看真實的藥師工作大小事！

上班

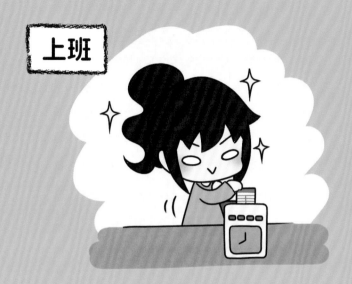

下班

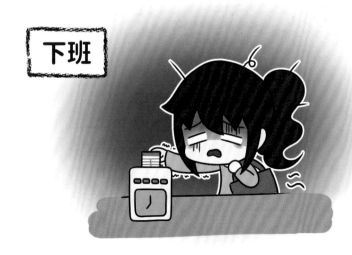

藥師常說

很多人以為藥師常說：

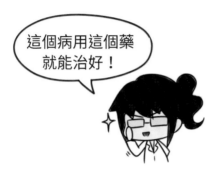

這個病用這個藥
就能治好！

但其實他們更常說：

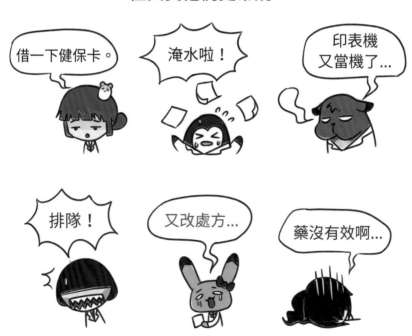

借一下健保卡。

淹水啦！

印表機
又當機了...

排隊！

又改處方...

藥沒有效啊...

藥師常說

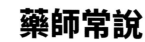

　　這張圖是我看了網路流傳的「科學家常說」圖片，所畫的藥師版本，真實的反映了人們想像中的藥師跟現實中的藥師。

　　很多人可能會覺得，藥師既然身為藥物的專家，對於疾病跟藥物一定熟悉到一個無所不知、不會錯誤的境界，應該描述一下症狀，就能得到藥到病除的正確藥物。但是這樣神人級的藥師，真的只存在於幻想之中。現實中藥師對於藥物的使用通常是：「這個可能會有效，先用一段時間試試看，不適合我們再來調整。」這樣的心情。被藥物諮詢時，也不見得可以馬上完整的回答，而是可能需要查詢資料、文獻，以求最正確的回答。

　　並且藥師工作的日常，除了用藥相關的討論，還有更多事務性的工作要忙。例如跟患者要健保卡、問患者的名字、管理領藥排隊秩序、修理印表機、包藥機等等。除了在藥物知識上需要不斷的專精，也需要練就同時跟三個人說話、同時處理五件雜事的能力，這就是真實的藥師日常（笑）。

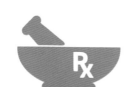

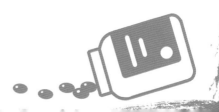

讓藥師翻白眼的患者

單在故我在

患者把藥單丟在發藥台人就消失，常是為了等等回來可以插隊領藥，但這樣藥單可能被別的病患誤收，藥師藥品也容易給錯人，其實相當危險。

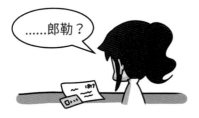

趕時間敲健保卡

領藥是看診的最後一關，特別容易被耐心已經消耗殆盡的患者催促。但都已經最快速處理了，催促容易造成給藥錯誤。

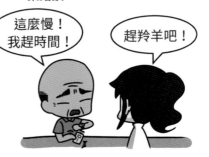

路障

藥還沒好但為了第一時間領到，硬要霸佔狹窄的領藥窗口，造成後面排隊領藥的人很難領藥。

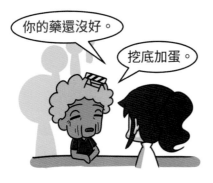

事不關己

詢問來幫患者領藥的家屬用藥狀況但一問三不知，也不想去了解，把正確用藥責任完全丟給藥師，讓人疑惑病患到底是誰的家人。

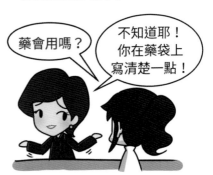

毫無反應

不管問什麼都毫無反應，不知道衛教有沒有聽懂，甚至不知道藥有沒有發錯人。

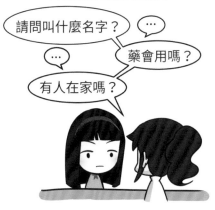

不明液體

遞出不知道沾著清水還是口水還是鼻涕的濕濕藥單，也只能先收下來再趕快找機會去洗手。

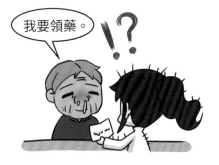

插隊

眼睛自動屏蔽排隊人潮，永遠都要在第一時間領到藥。

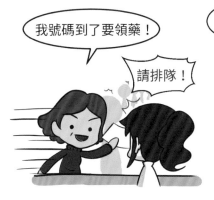

熱線你和我

不聽藥師衛教忙講手機，經常事後又來問怎麼吃，請對方等三秒應該不難吧?

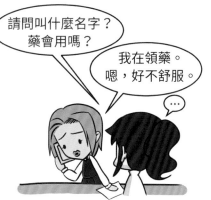

神祕人

在身分核對時死都不願意告訴你名字，可能會怒指健保卡，但就是因為健保卡跟藥單有可能拿錯才需要親口確認姓名。

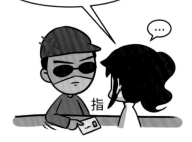

伸縮自如的神抓手

看到跟自己的藥相似的藥就自己伸手去拿，就算真的是藥師給藥前也需要核對身分的。

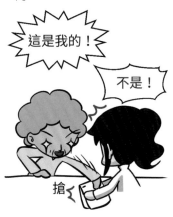

VIP個人化服務

希望藥師把藥處理成可立刻服用的狀態，醫院沒有這種客製化服務喔！

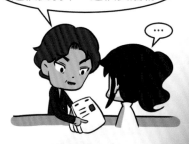

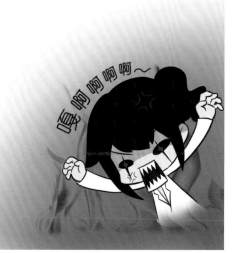

趕車？
趕羚羊吧！

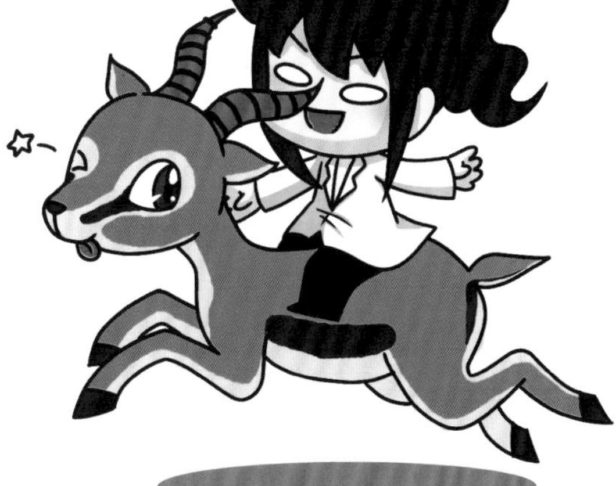

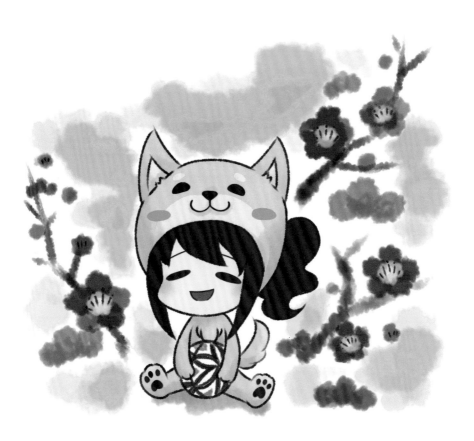

為什麼醫療不是服務業

服務業醫療

我頭痛應該感冒了。來兩支止痛針，再給我強效抗生素。

藥師，病患血壓掉很快！醫師剛開的升壓劑請快給我！

滿意度 ♥♥♥
治療成效 ✦

不行！這位感冒的貴賓先來的。止痛針跟抗生素，還有其他需要嗎？

專業醫療

我頭痛應該感冒了。來兩支止痛針，再給我強效抗生素。

藥師，病患血壓掉很快！醫師剛開的升壓劑請快給我！

馬上給！

滿意度 💔💔💔
治療成效 ✦ ✦ ✦

NO!

止痛建議先使用口服藥。也不能濫用抗生素，否則可能產生抗藥性！

81

為什麼醫療不是服務業

這是一個滿常被提起討論的問題，雖然醫療人員們總是努力宣揚「醫療不是服務業」的這個概念，但是我想有很多一般民眾是無法真正接受的，「醫療明明帶有服務性質在其中，為什麼你們醫療人員要一直強調不是服務業？你們看不起服務業嗎？」是我在這個議題的討論中，很常聽到的質疑。這邊跟大家聊聊我個人的想法。

的確，醫療行為因為相當專業，很多治療過程必須由醫療人員為患者進行，性質上跟服務業相當類似。而且依照經濟學家克拉克分類的三大產業類別，醫療既不屬於第一類「用自然資源生產原料」，也不屬於第二類「用原料生產產品」，那就只能歸於第三類「為社會提供勞務、服務的業務」，也就是俗稱的服務業。

那為什麼我們必須不斷強調醫療跟一般的服務業不同？我認為最大的差異在於，一般服務業會選擇「讓你最滿意」的方式，而醫療卻需要依據專業，選擇「對你最有利」的方式進行，而「讓你最滿意」不見得等於「對你最有利」。舉個例子來說吧，相較於國外，台灣醫療價格相當低廉，又因為普通民眾並沒有那麼專業的醫療

知識，可能一點小病就要求電腦斷層檢查，或是要求使用強效、後線的藥物治療。如果是要讓患者最滿意，最好的方法當然就是通通照做！但是如果沒有必要卻進行電腦斷層，只是白白讓患者暴露在輻射風險之中。使用後線、強效的藥物，也可能伴隨著更大的副作用發生風險。所以制止、拒絕這些「患者希望，但對患者不利」的要求，才是真正專業盡責的醫療人員。

這絕對不是說，患者對自己的治療方式不能有意見，只要有多種治療方向可以選擇，醫療人員都會告知患者，跟患者討論，再決定出治療方向。這篇是希望告訴大家，下次醫療人員依據專業告訴你，你希望的治療方式並不適合的話，請理性討論、採納專業建議，可能才是恢復健康的捷徑。

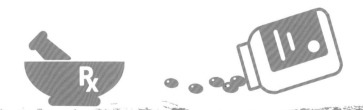

藥師工作中的凶器

剪刀、美工刀、釘書機

藥師調劑必備的三樣工具，但是為了趕快包好藥常會不小心弄傷自己。

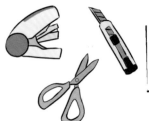

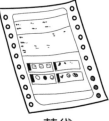

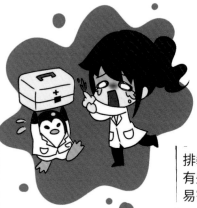

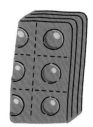

藥袋

藥袋可能因為一次性使用、不會太要求品質，加上調劑趕時間，非常容易被藥袋割傷。

排裝藥品

排裝藥有很多種，有些像刀片一樣容易割傷人。

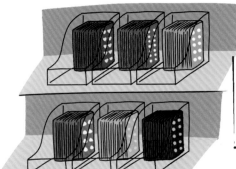

藥盒

藥盒常是有稜有角的壓克力盒，為了要放更多藥常放得很緊密，所以拿藥的時候可能會被刮下一層皮(抖)。

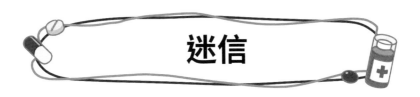

迷信

一般人以為的醫療人員

追求科學實證不迷信

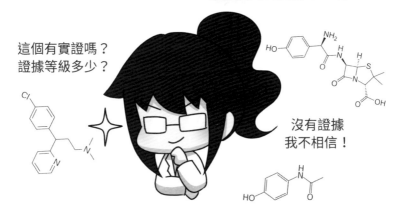

這個有實證嗎？
證據等級多少？

沒有證據
我不相信！

真正的醫療人員

創造出一堆醫院專屬迷信

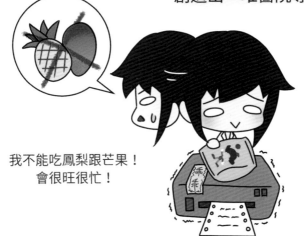

給你吃乖乖
拜託你乖乖

我不能吃鳳梨跟芒果！
會很旺很忙！

迷信

　　大部分的人會覺得，醫療人員是科學的代表，是迷信的相反詞。在患者治療方法的選擇上，我們也的確是如此，沒有科學實際證據的推測、偏方，我們絕對不會相信，甚至有五分證據，我們只敢說三分話，醫療人員對於醫療，就是、也應該要這麼嚴謹！

　　不過說到跟治療無關、毫無根據的醫院工作迷信，嚴格遵守的醫療人員超乎你想像的多！最常見、大家也最嚴格遵守的，大概就是不能吃鳳梨跟芒果這件事了。不能吃鳳梨是因為會讓工作很旺，芒果的「芒」跟「忙」同音，象徵工作會很忙。即使大林慈濟醫院已經做過實驗證明有沒有吃鳳梨跟病患數量無關，甚至還發表成文獻，大部分的基層人員還是選擇寧可信其有。

　　除了鳳梨跟芒果，諧音「每天CPR（心肺復甦術）」的每日C果汁、音同「（急救）壓胸」的鴨胸、讓你發的發糕、象徵會做牛做馬的牛肉，都有醫療人員視為上班前或上班時的禁忌食物。如果年幼無知的菜鳥不知道這些禁忌而把這些食物帶到藥局，就準備遭到同事們的白眼攻擊吧！

食物方面的禁忌以外，還有很多行為上的迷信。例如不管再怎麼閒，都不能說出「好閒啊！」這句話，傳說講完立刻就會開始爆忙；幫印章加墨水也不能在上班前，不然等等就會忙到讓你一直蓋。對於祈求機器順利運作不故障的「綠色乖乖」迷信，醫院也是有的。而藥局進階版本是，把止吐藥放在印表機上，祈求它不要狂吐一堆處方讓我們做不完 XD。

　　平常追求科學實證的醫療人員們，為什麼在工作忙碌禁忌方面如此敏感呢？我自己覺得是因為，醫療人員會很忙，表示生病的人很多、或是病人的狀況惡化，這不只是醫療人員的忙碌，還牽涉到病患們的痛苦。除了祈求工作順利，更是祈求病患都能平安健康，所以才這麼嚴謹的奉行這些迷信吧？

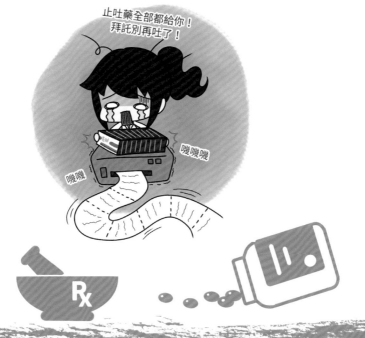

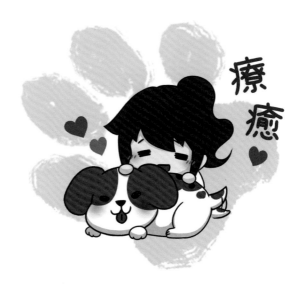

療癒

醫院藥師的迷思

親友眼中的藥師在醫院工作

跟一堆醫師一起工作

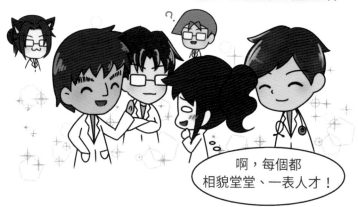

實際上的藥師在醫院工作

醫師只聞其聲 不見其人

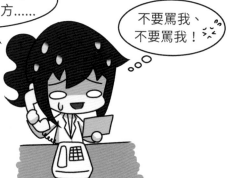

醫院藥師的迷思

在醫院工作的單身藥師，在遇到逼供型的親友的時候，很常被問的一句話就是「大醫院那麼多醫師可以挑，怎麼不趕快交個醫師男友？」讓人大翻白眼。在這裡就先不討論以醫師作為對象到底是不是如長輩眼中的那麼美滿，而是想來破除大家對於在醫院工作就會認識一堆醫師這樣的迷思。醫院的確有一堆醫師，但是我都不認識！

在醫院裡面，大概只有護理師接觸到醫師的時間比較長，其他的醫療人員，例如藥師、放射師、治療師、醫檢師等等，95% 以上的工作時間都被關在各科工作場所的堅固結界中 (?)，到下班才會被放出來。我們會接到醫師的處方箋，所以對醫師的名字並不陌生，但即使對處方有疑義需要溝通，也都採取方便快速的電話方式，完全不會見到醫師本人，連醫師長得圓的扁的都不會知道啦！更不用說要進一步認識、交往了。

而且藥師通常也會盡可能不要打電話打擾醫師。藥師需要打給醫師，通常是覺得處方有些奇怪之處、可能需要做修改。真的是不小心點錯指示還好，但如果是一些特殊療法、或是藥師還沒 update 的最新療法，雖然

也有溫柔的醫師會耐心指導，但更多時候藥師會被電話那頭的醫師責罵知識不足。醫師通常有自己專門的科別，但藥師是所有科別的藥都要調劑，因為範圍太廣有時候我們真的無法知道一些特殊療法，或是及時吸收到最新資訊。在打給醫師之前，也都會先問學長姐、先查參考書，真的都還是覺得有疑義才會打電話給醫師。總之，我們打電話過去都是戰戰兢兢，希望醫師不要罵我們，然後盡快結束通話，根本沒有心力去想充滿粉紅泡泡的事情啦！

中藥局藥師的煩惱

藥粉刮不平

與小兒科少量的藥粉不同,中藥局的科學中藥每次的量都不少,所以不太好掌握。甚至必須考慮頭尾包可能因為機器運作過程造成損失,所以必須比其他包略多。為了讓每包藥量平均,藥師可說費盡苦心。

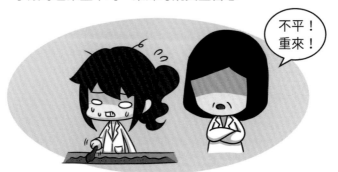

身上有中藥味

在中藥局與飛散的中藥粉為伍一整天,衣服、頭髮、鞋子都沾附了數不清的藥粉。除了每天都必須刷鞋子、洗頭、換洗全身衣物,如果有下班後必須立刻赴的約,也很擔心對方會不喜歡自己身上的中藥味。

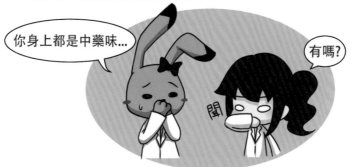

電子產品因為中藥粉而壞掉

藥局裡無所不在的中藥粉，除了會附在藥師身上，也會跑進去電子儀器裡面，導致電腦、手機、手錶都很容易壞掉，必須用保鮮膜或是夾鏈袋來防止藥粉入侵。

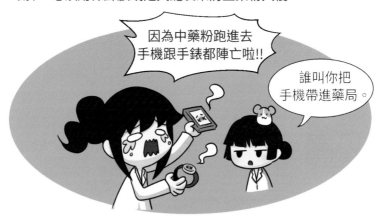

名醫拖診

中藥局不像西藥局後面總有人接班，不管醫師看到多晚藥師都要等醫師看完才能下班。遇到高人氣的醫師時，甚至本來應該六點下班的都要到九點、十點才能下班。

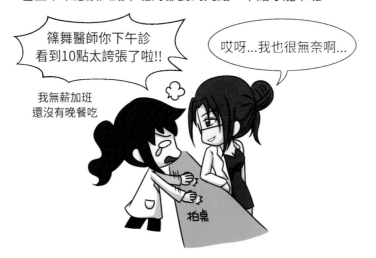

怎麼樣都不滿意的患者

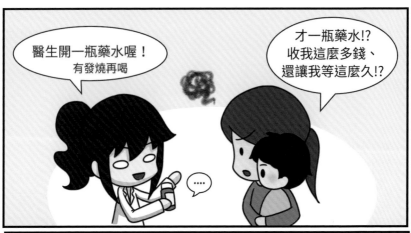

醫生開一瓶藥水喔！
有發燒再喝

才一瓶藥水!?
收我這麼多錢、
還讓我等這麼久!?

….

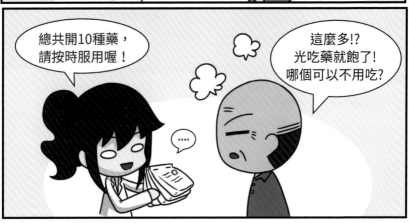

總共開10種藥，
請按時服用喔！

這麼多!?
光吃藥就飽了！
哪個可以不用吃?

….

藥物種類和數量，
是醫師依照患者病況開立，
如果真的覺得太多或太少，
請跟你的醫生或藥師討論是否調整，
千萬不能自己亂吃喔！

人生好難

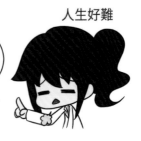

怎麼樣都不滿意的患者

　　台灣的民眾對於看診費用的認知，會覺得被收取的費用是來自於有形的「藥品」，也因此如果因為病情不嚴重，醫師可能只有開立一項藥品，甚至沒有開藥，藥師端就常收到「只開一個藥還收這麼貴！？」「沒開藥為什麼要收錢？」這樣的抱怨，讓藥師也是非常無奈。

　　一來，收取費用的細項，經常不是由藥師負責。我們並不清楚患者做了哪些治療、被收取哪些費用，「為什麼這麼貴？」這個問題其實很難跟患者詳細說明。再來，如果你有仔細看過看診的收據細項，就會發現並非主要由藥品費用組成，掛號費、處置費等無形的費用所佔的比例通常是比較高的。

　　藥開很少會被抱怨，藥開很多一樣會被抱怨。很多老人家因為各種疾病纏身，常常一拿就是十幾、二十種藥。發到這樣的患者，藥師也很常被抱怨「吃藥就飽了！哪一種可以不要吃？」然後就又是一陣「請遵醫囑」的拉鋸戰。

　　藥物的種類跟數量，都是醫師評估過患者狀況，認為確實有需要吃才會開立，所以都必須按照醫囑服用。如果真的覺得有太多或太少的問題，可以跟醫師討論、或是請藥師做用藥整合評估，千萬不能自己亂改吃法喔！

病患的醫術

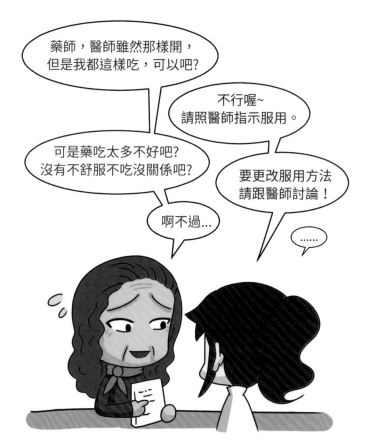

病患的醫術

　　有許多患者，會不按照醫師指示，自創一套自認為最好的服藥方式。這樣的患者通常都不敢讓醫師知道自己沒有按照醫囑服藥，但是卻又希望有專業人員為他自創的服藥方式背書，最常見的做法就是盧發藥的藥師背書。

　　藥師當然不能為病患自創用法背書，我們會再三請患者按照醫師指示，但患者總是還有無限多的「可是......」，只要不照他的意思背書，會一直盧你讓你無法去忙其他的工作。跟患者說要幫他連絡醫師詢問，因為他們不想讓醫師知道自己沒有按照醫囑服用，所以通常都不願意讓我們詢問醫師，但如果吃藥吃出問題又要說是藥師說可以的，真的讓藥師們很無奈。

　　如果對於用藥方式有疑義，可以在診間就跟醫師討論。醫療人員無法一直盯著患者吃藥，身體是自己的，必須為自己的不遵醫囑負責，我們只能盡力勸阻無法強迫，所以也請不要強迫我們為患者的醫術背書。

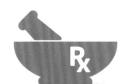

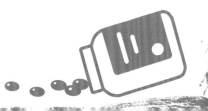

藥師的工作日常

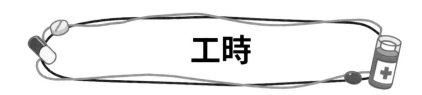

工時

理論上工時

準時
上班　　上班　　　　吃飯　　　上班　　下班
回家

喝水　　WC　喝水　　　　喝水　WC　喝水

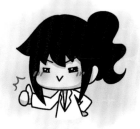

實際上工時

做不完了
繼續衝！

飯五分鐘
扒一扒

準備設備
交班　　　上班衝衝衝！　　　　繼續衝衝衝！　　先打下班卡

↑
晨會

膀胱快爆了
今天第一次WC

處理做不完的業務、
準備評鑑、報告

喝水是什麼？

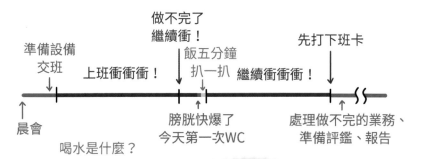

98

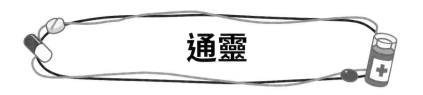

通靈

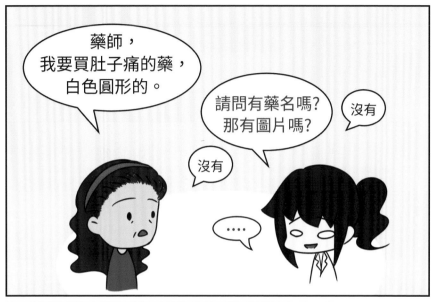

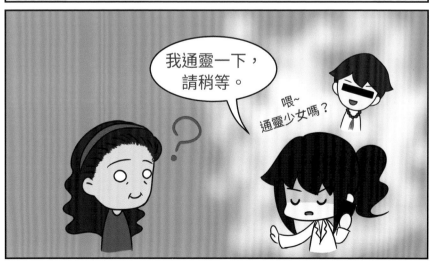

通靈

　　很多民眾對於藥師會有個迷思，覺得我們每天都在碰藥，應該對於藥物熟到不行，隨手拿出沒有包裝的裸錠就想諮詢。藥師工作的確是讓我們對藥物的外型有一定的熟悉度，如果是自己工作的醫療場所的藥物，看裸錠大概是可以辨識沒問題。但是台灣有販售的藥品成分有幾百種，就算相同成分的藥品，每一家藥廠做出來的外觀都不相同，所以在市面上流通的長得不一樣的藥物可能有幾千種，還沒有算民眾自行從國外帶回來的部分。要在這樣可以說是沒有範圍的認藥考試中，讓民眾隨機抽考，我想沒有一位藥師可以拿到滿分。

　　除了藥品種類本身就多到不行，可能因為製作成本考量，許多藥物的外觀都非常相似、沒有容易辨識的特色。例如同一家藥廠做出來的藥物，可能顏色、形狀都相同，只有藥丸上面印的數字略有不同，不仔細看的話很難判別。現在市面上很多藥丸甚至連字或刻痕都沒有，可能就是一顆純白色的錠劑、或是純黃色的糖衣錠，讓藥師完全沒有辨識的依據，只能戲稱要去學通靈才能知道這是什麼藥。

　　我們藥師常說：「藥就是毒」治病藥物如果用在不對的症狀、不對的患者身上，就可能變成致命的毒品，

這是「失之毫釐、差之千里」的東西。所以藥師不能憑著這「可能」是某種藥，就回答諮詢或是賣藥給你。建議如果想找藥師諮詢藥物，別再只帶藥丸，甚至只描述「白色圓形的藥」來考驗藥師的通靈能力，一定要帶有藥品資訊的藥袋、藥單或是外包裝一起去，才能得到最正確回答喔！

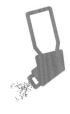

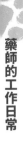

發藥字音字形大賽

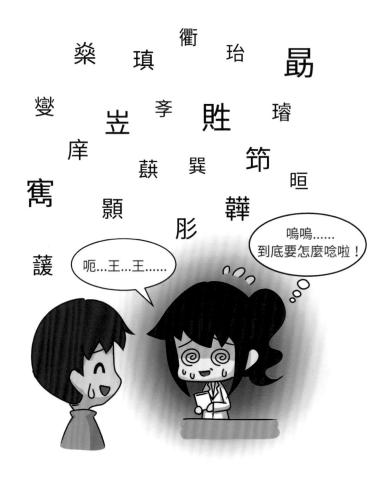

102

發藥字音字形大賽

醫院領藥常是採用號碼的方式，比較沒有呼喚患者名字的需求。但是社區藥局或診所內藥局，在藥準備好之後，通常採取直接叫名字的方式請患者來領藥，這個時候唸不出、或是唸錯患者的名字就相當尷尬了。

但是偏偏現代人的名字裡面充滿許多不常見的字，實在不是專長是藥學的藥師們可以簡單唸得出來的！如果時間允許，我會用手機的字典 app 偷查一下怎麼唸，太忙的時候就只能硬著頭皮「有邊讀邊、沒邊讀中間」的亂唸了。

雖然大部分名字難唸的患者，對於名字被唸錯都有免疫力，而不會有太大反應，但是偶爾還是會遇到因為被唸錯名字生氣、不開心，甚至罵我們：「到底有沒有念書？」的患者。字音字形真的不是醫療人員的強項，而且醫院每天幾百、幾千位患者來來去去，就算這次被告知唸法可能也沒辦法記住，下次還是會唸錯，希望名字被唸錯的民眾可以大人不記小人過，溫柔的告訴我你的大名怎麼唸吧！

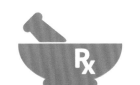
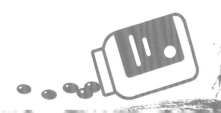

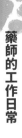

視線躲避技能

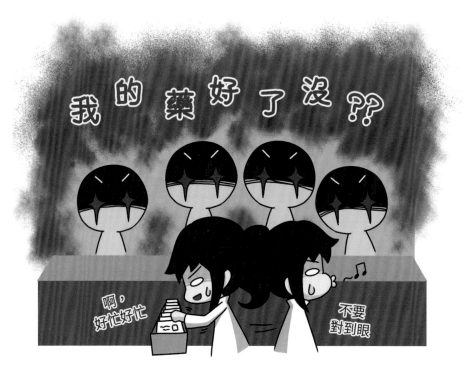

視線躲避技能

　　雖然醫院的發藥台幾乎都是領藥患者源源不絕的狀態，但三不五時也會發生號碼到了、可以領藥的患者都還沒來領，讓發藥藥師沒事情做、看起來很閒，這時候就要遭受候藥患者們「我的藥還沒好嗎？」的銳利目光攻擊，真是壓力山大！

　　前面的介紹也有說到，醫院門診藥局是採取分工合作的形式。因為隨時可能有患者會來領藥，所以發藥藥師即使暫時沒有患者需要領藥，也不能為了幫忙藥局內部而離開崗位，更不能去催促已經全力調劑的同事們，對於希望趕快領到藥的患者們真的是愛莫能助，只能在發藥台想辦法裝忙、閃避候藥患者質疑的視線。

　　所以下次如果遇到自己的藥還沒好，發藥藥師又沒事做的狀況，請不要用視線或是言語攻擊他啊！藥師們承受著來自長官候藥時間的要求，還有病患殷切的眼神，甚至是言語的抱怨，其實我們比你還希望你的藥趕快出來啊啊啊！

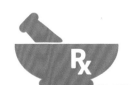
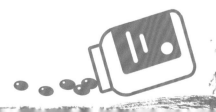

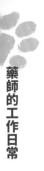

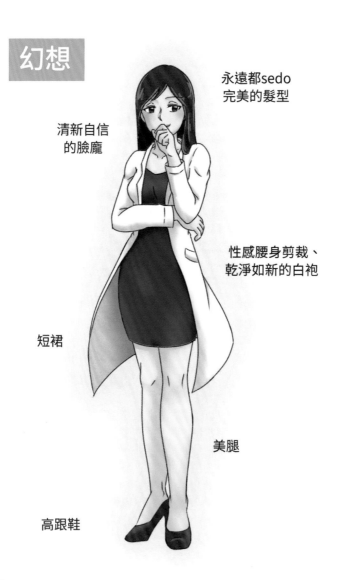

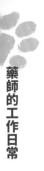

白袍女性

幻想

永遠都sedo
完美的髮型

清新自信
的臉龐

性感腰身剪裁、
乾淨如新的白袍

短裙

美腿

高跟鞋

受到動畫、影集的影響，人們對於穿著白袍的女性常有一種性感、聰慧、對於一切都能處理得宜的印象，但這樣夢幻的人物是不存在於現實的！現實中穿著白袍的醫療人員通常是因為睡不飽帶著黑眼圈，忙碌到沒時間在意儀容的狼狽模樣啊！

現實

忙到亂糟糟的頭髮

怎樣洗也
洗不乾淨的袖口

厭世的眼神

幾乎都戴著口罩

被印章、原子筆、
病人體液(?)弄得
髒兮兮的白袍

沒有剪裁腰身，
前凸後翹也穿成水桶腰

塞到炸掉
的口袋

牛仔褲或
舒適的長褲

適合久站的
運動鞋

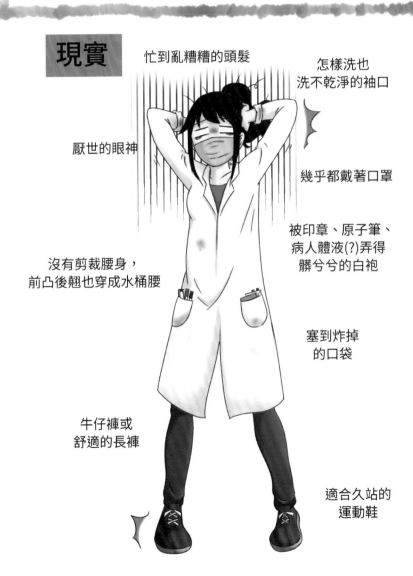

調劑錯誤的原因

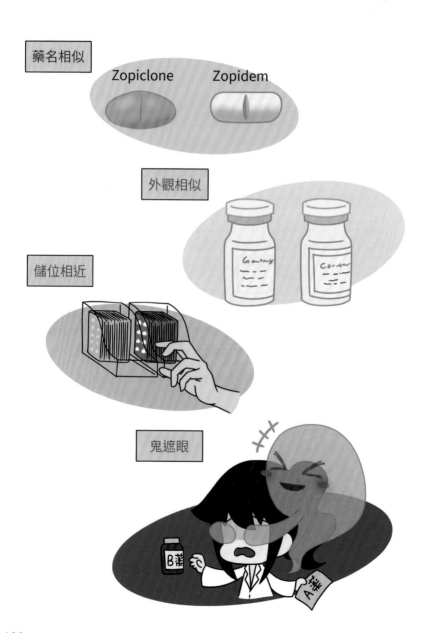

藥名相似

Zopiclone　Zopidem

外觀相似

儲位相近

鬼遮眼

調劑錯誤的原因

調劑錯誤，就是一般人所說的拿錯藥，絕對是所有藥師共同的惡夢。就算再怎麼注意小心，調劑錯誤這件事也很難完全避免，更何況現實中還有很多讓人容易犯錯的陷阱。

第一個相當常見的就是因為「藥名相似」造成的調劑錯誤。因為藥師們是看著藥袋或處方箋上面印的藥名來拿藥，而醫院藥品品項百百款，總是有幾款學名、商品名或是中文名稱非常的相像，不但藥師容易在調劑的時候拿錯，因為名稱相似的藥物，在處方開立的畫面上通常是緊鄰隔壁，也可能造成醫師在開立處方時不小心點錯藥品。

除了兩個完全不同的藥品有著相似的名字，還有可能是相同藥品卻有不同的劑型或劑量。舉例來說，醫院可能同時備有康肯（Bisoprolol）5mg 和 1.25mg 兩種不同劑量，或是同時備有帝拔癲（Depakine）的口服和針劑等不同的劑型。這樣多劑型多劑量的存在，也是造成調劑錯誤的危險因子。

再來也相當容易發生的，就是因為藥品外觀相似造

成的調劑錯誤。有些大醫院的藥袋上會印有藥品照片，有時候藥師太過趕時間，會在瞄了一眼照片後就伸手拿藥，就很容易造成因為外觀相似的調劑錯誤。還有就是明明知道要拿 A 藥，卻在拿藥時不小心拿成長得很像的 B 藥。加上近年來藥廠可能因為生產線成本考量，做出來的藥品有外觀越來越相似的趨勢，可能只有刻痕或標籤上的字有所差異，不聚精會神地看很難發現不同，根本就是要給藥師玩「大家來找碴」啊！（哭）

　　另外其他可能造成調劑錯誤的原因還有因為儲位相近，本來伸手要拿 A 藥，不小心拿成在隔壁的 B 藥。另外通常藥理作用相近的藥物會放在一起，而且有些藥師是用作用分類記憶藥品，所以相同作用的藥品也是容易被拿錯的。最後就是兩種一點都不相關的藥品、完全不知道為什麼會拿錯，我們稱為鬼遮眼的調劑錯誤，因為沒有邏輯性可循，也是最難避免的一種。

　　不過大家請放心，為了保護患者用藥安全、也保護自己不要被告，藥師絕對不會對這些可能造成調劑錯誤的因子置之不理。除了調劑的藥品都會有兩位以上的藥師雙重檢核之外，每次發現有調劑錯誤，藥師們都會去檢討發生的原因，並且想辦法改善。例如藥名相似的 Zopiclone 和 Zopidem，可能就會把 Zopiclone 印刷成 ZopiCLOne，強調名稱的差異點，或是在藥品名稱後面

加註星星、圓形等記號，減少看錯的機率。對於外觀相似的藥品可能會把儲位盡可能分開，減少一時手滑拿錯。或是把一個的儲位標籤用有顏色的紙張印製，提醒藥師小心注意。

除了盡可能的以標籤、記號防範，也提醒藥師們確實做到三讀五對，全力防止調劑錯誤的發生！另外身為藥師，也想藉機跟大家說，人非聖賢、孰能無過，即使藥師已經小心再小心，調劑錯誤還是可能發生，更何況目前台灣的醫療環境通常不會給我們太多時間檢查 QQ，請大家拿藥品之後要檢查一下藥物有沒有錯誤，如果發現有疑慮要立刻跟藥師反應，千萬不要什麼都不看就吞下去啦啊啊啊！用藥安全，讓我們一起共同把關！

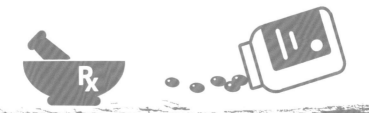

藥師的假日

平常下班

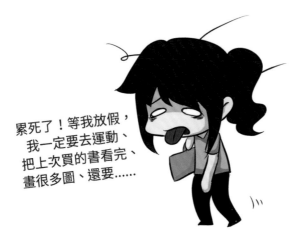

累死了！等我放假，
我一定要去運動、
把上次買的書看完、
畫很多圖、還要……

真的放假

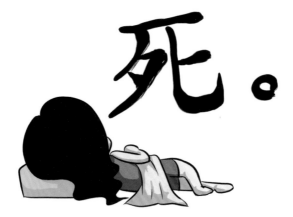

死。

藥師的假日

　　藥師上班通常是要站一整天、耗盡所有的腦力心力，有時候工作不順利的話可能還需要責任制加班，因此下班回家通常沒什麼餘力去做自己喜歡的興趣，而是只想癱在沙發上、電腦前放空。其實藥師們還是會有很多想做的事情，例如去運動、去學才藝、出去旅遊等等，但是因為平常下班後真的沒有時間體力去進行，通常會把這些「想做的事情」寄託給放假。

　　但是目前台灣醫療環境大多處於人力不足的狀態，休假通常相當困難。米八芭在大醫院期間基本上都是週休一日的狀態，平常六天體力透支，放假的那一天通常就是在「睡一整天」中度過啦！我會睡到自然醒，通常已經接近中午，跟家人一起吃個午餐後，又繼續回去睡午覺，然後午覺起來也接近傍晚準備吃晚餐了，晚餐吃完摸一摸就差不多該睡了，準備明天面對藍色星期一。雖然有很多想做的事情，但是不用放假補一下體力，怎麼再戰接下來的六天？

　　所以別再老說醫療人員薪水高讓人羨慕，這是我們用時間、健康、休閒去交換來的啊啊啊啊啊！

RX03
米八芭的藥物諮詢室

小小藥物、大大學問，
正確使用才能發揮最大療效。
讓藥師告訴你正確藥物知識！

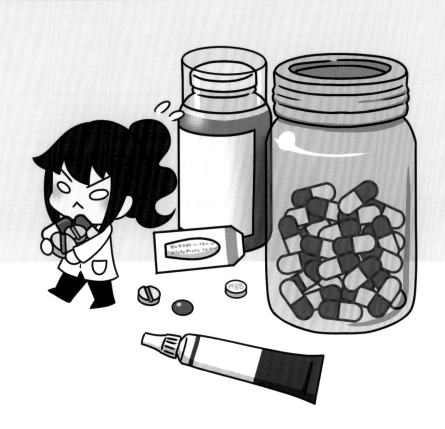

吃藥的正確觀念

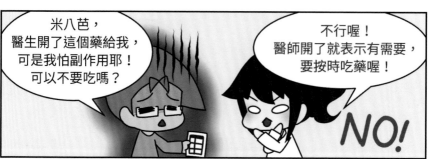

米八芭，
醫生開了這個藥給我，
可是我怕副作用耶！
可以不要吃嗎？

不行喔！
醫師開了就表示有需要，
要按時吃藥喔！

NO!

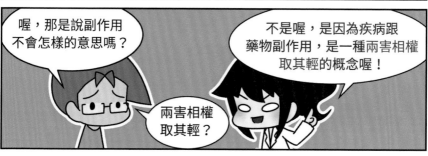

喔，那是說副作用
不會怎樣的意思嗎？

不是喔，是因為疾病跟
藥物副作用，是一種兩害相權
取其輕的概念喔！

兩害相權
取其輕？

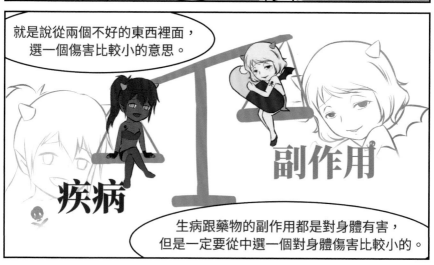

就是說從兩個不好的東西裡面，
選一個傷害比較小的意思。

疾病

副作用

生病跟藥物的副作用都是對身體有害，
但是一定要從中選一個對身體傷害比較小的。

116

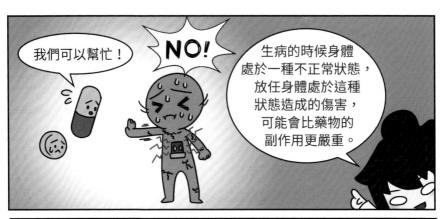

我們可以幫忙！

NO!

生病的時候身體處於一種不正常狀態，放任身體處於這種狀態造成的傷害，可能會比藥物的副作用更嚴重。

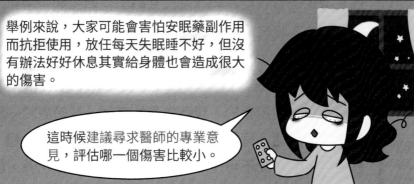

舉例來說，大家可能會害怕安眠藥副作用而抗拒使用，放任每天失眠睡不好，但沒有辦法好好休息其實給身體也會造成很大的傷害。

這時候建議尋求醫師的專業意見，評估哪一個傷害比較小。

身體有一定的代謝能力，按照醫師指示劑量服用，通常都是身體能夠負擔的範圍。如果真的很排斥吃藥，可以在看診時就告訴醫師，醫師可能會斟酌減少一些支持性的藥物。也可以一併請教是否可以在症狀好轉後停藥，有些藥物是一定要吃完整個療程的喔！

吃藥的正確觀念

　　這一篇大概是這本書中我認為最重要的章節，希望大家能好好讀完！藥師們總是會提醒病人「務必要按指示服藥！」但是這並不表示我們覺得吃藥是沒有任何缺點！我們藥師常說「藥就是毒」，藥物為了達到治療效果，必定有某種「偏性」，例如說降血糖藥物就是能降低血糖，對於糖尿病患者來說是治病良藥，但對血糖正常的人來說就是一帖可能致死的毒藥了。所以「有病治病，沒病強身」這樣的吃藥觀念絕對是錯誤的，不是絕對必要的藥物可以不要吃就不要吃！

　　但是對於藥物副作用過度恐慌，而不按照指示服藥，則是更加錯誤的！我們生病的時候，身體處於一種不正常的狀態，這樣異常的狀態是會侵害我們的身體，甚至可能會造成不可逆的傷害。所以生病卻不吃藥，放任身體處於異常狀態而被破壞，可能造成比藥物副作用大很多的損害。而且副作用的發生是一種機率，還要看個人體質和藥物劑量，並非吃藥就一定會產生副作用。舉例來說，如果因為擔心服用安眠藥可能會有依賴性，而不照醫師指示服藥，並放任失眠症狀長期發生，對身體造成的傷害其實可能更大！

　　疾病與藥物的副作用，是一種「兩害相權取其輕」

的概念，就是說兩個都是有害的，但是我們一定必須要從中選擇一個傷害比較小的。而哪一個傷害比較小，建議求助專業的醫師或是藥師來判斷。經過專業人員判斷所建議的藥物，表示有它的必須性，所以一定要按時服用。而建議劑量也通常是身體代謝能力可以負荷的範圍，所以大家不用過度恐懼。對於吃藥真的很排斥的話，可以在就診時就跟醫師討論，醫師可能會視患者病況，酌量減少一些止咳、止瀉等症狀治療的藥物，或改為需要時再使用。藥物是否好轉後就能停藥，也需要問清楚，有些藥物如退燒藥，沒有症狀就能停藥，有些則必須要吃完整個療程，例如抗生素、克流感。

總之，大家生病一定要看醫生，不要誤信左鄰右舍、地下電台等偏方。醫師開立的藥物，表示有其必要性，請務必要按時服用！

忘記吃藥怎麼辦？

正常服藥時間

舉例時間:早上八點

忘記吃藥要不要補吃，
其實要看想起來的時間點決定。
算出兩次服藥時間的中間點，
在之前想起來就趕快補吃，
之後才想起來就不用補吃了，
等下一次服藥時間點再服用正常藥量。
千萬不能一次吃兩倍劑量喔！

趕快補吃！

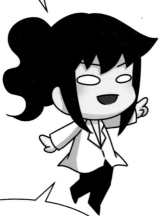

服藥時間
中間點

舉例時間:下午兩點

等下次
時間點再吃。

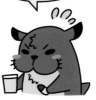

不過這是一般性原則，
部分藥品(如避孕藥)可能有
特殊補服藥方式，所以建議
在領藥時諮詢藥師。

並且還是盡量在正確時間點服藥，
才能達到最好的療效喔！

正常服藥時間

舉例時間:晚上八點

正確的吃藥時間點

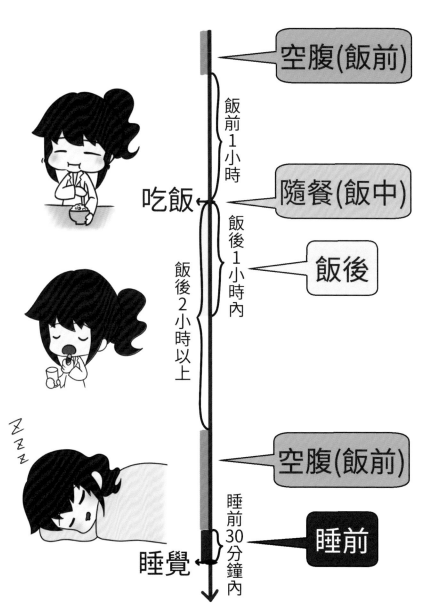

空腹(飯前)

飯前1小時

吃飯

隨餐(飯中)

飯後1小時內

飯後

飯後2小時以上

空腹(飯前)

睡前30分鐘內

睡前

睡覺

正確的吃藥時間點

　　說到吃藥時間點，大家最常聽到的應該是「三餐飯後」吧？飯後服用藥物，比較常見的原因有兩個。一是服用的藥物是脂溶性的，所以在胃中有帶有油脂的食物的時候，吸收率會比較好。二是在胃中有食物的狀況下服藥，可以減少藥物造成的腸胃不適。所以如果被告知要「飯後」服用的藥物，要在吃完飯後一個小時以內，胃中還有食物的狀況下服藥。

　　再來，就是非常容易被誤會的「飯前」這個時間點。「飯前」的正確說法是「空腹」，有時候為了讓民眾更容易理解到底是甚麼時候，才說成飯前。但是並不是指吃完藥立刻吃飯，「空腹」是飯前一小時以上、或飯後兩小時以上，胃部排空、沒有食物的狀況下服藥。常見原因例如藥物在胃部沒有食物的狀態下，吸收更好。或是有些胃藥是抑制胃酸分泌，如果在吃飯之後、胃酸已經大量分泌的時間點才服用，藥效就比較不好。

　　而「吃完藥立刻吃飯」這樣的服藥時間點，叫做「隨餐」。「隨餐」是指吃藥之後立刻吃飯，或是吃飯之後立刻吃藥。部分血糖藥為了避免服藥之後沒有及時進食，而造成低血糖的副作用發生，會需要隨餐服用。為了避免部分患者會在計畫要吃飯了，所以吃了藥，卻

又東摸西摸沒有立刻吃飯，「隨餐」也建議在吃第一口飯之後服藥。

最後介紹「睡前」，顧名思義就是睡覺之前服用。有些是因為藥物一天要吃到四次，所以會建議三餐跟睡前服用。有些則是因為是幫助睡眠的藥物，這樣的藥物就建議服藥之後三十分鐘內去躺在床上，因為助眠藥物可能導致人昏昏沉沉、走路搖搖晃晃等狀況，為了避免發生跌倒等危險，「睡前」服用的藥物吃完就建議趕快躺平喔！

每個藥物都有它不同特性，在正確的時間點吃藥，才更能發揮藥物效果。所以下次領藥的時候別忘記跟藥師確認適合的服藥時間點，並且要在正確的時間點服藥，才能達到更好的療效喔！

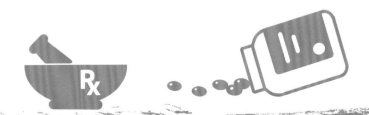

吃藥一定要配胃藥？

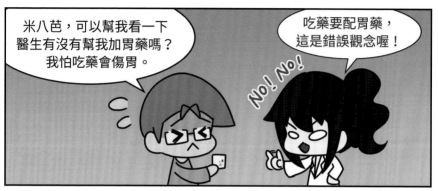

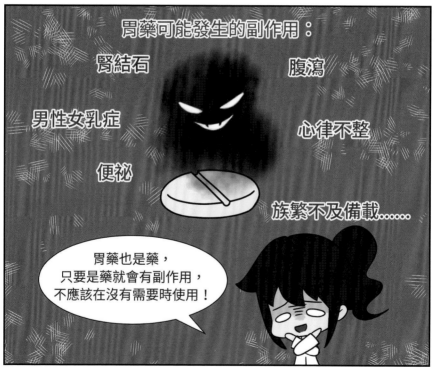

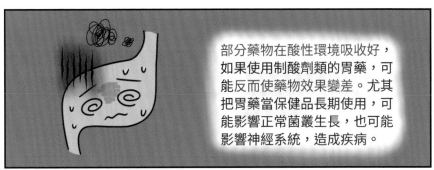

部分藥物在酸性環境吸收好，如果使用制酸劑類的胃藥，可能反而使藥物效果變差。尤其把胃藥當保健品長期使用，可能影響正常菌叢生長，也可能影響神經系統，造成疾病。

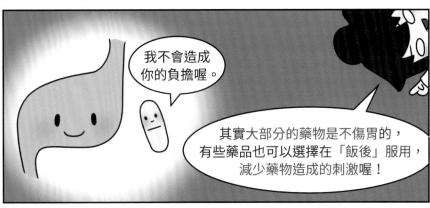

我不會造成你的負擔喔。

其實大部分的藥物是不傷胃的，有些藥品也可以選擇在「飯後」服用，減少藥物造成的刺激喔！

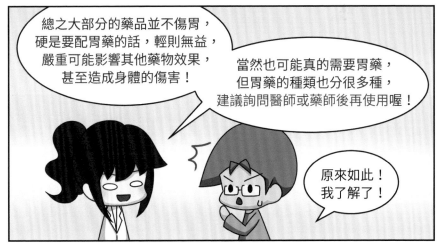

總之大部分的藥品並不傷胃，硬是要配胃藥的話，輕則無益，嚴重可能影響其他藥物效果，甚至造成身體的傷害！

當然也可能真的需要胃藥，但胃藥的種類也分很多種，建議詢問醫師或藥師後再使用喔！

原來如此！我了解了！

感冒藥

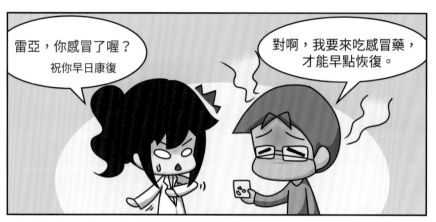

雷亞，你感冒了喔？
祝你早日康復

對啊，我要來吃感冒藥，才能早點恢復。

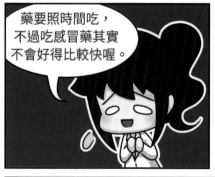

藥要照時間吃，不過吃感冒藥其實不會好得比較快喔。

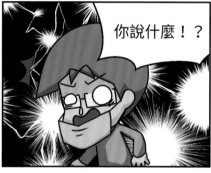

你說什麼！？

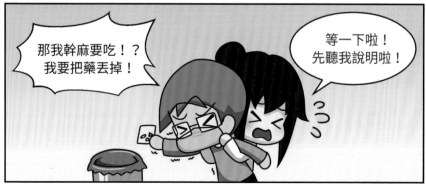

那我幹麻要吃！？我要把藥丟掉！

等一下啦！先聽我說明啦！

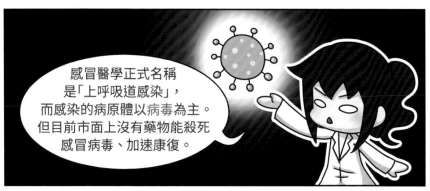

感冒醫學正式名稱
是「上呼吸道感染」，
而感染的病原體以病毒為主。
但目前市面上沒有藥物能殺死
感冒病毒、加速康復。

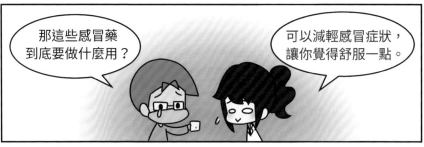

那這些感冒藥
到底要做什麼用？

可以減輕感冒症狀，
讓你覺得舒服一點。

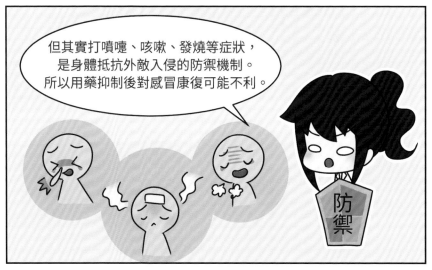

但其實打噴嚏、咳嗽、發燒等症狀，
是身體抵抗外敵入侵的防禦機制。
所以用藥抑制後對感冒康復可能不利。

防禦

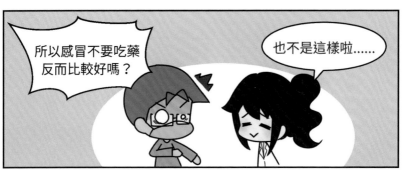

所以感冒不要吃藥反而比較好嗎？

也不是這樣啦......

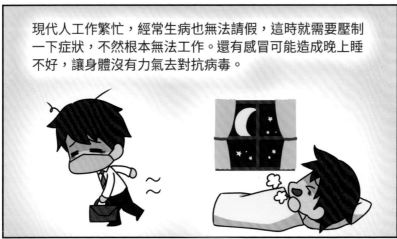

現代人工作繁忙，經常生病也無法請假，這時就需要壓制一下症狀，不然根本無法工作。還有感冒可能造成晚上睡不好，讓身體沒有力氣去對抗病毒。

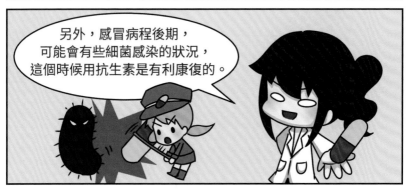

另外，感冒病程後期，可能會有些細菌感染的狀況，這個時候用抗生素是有利康復的。

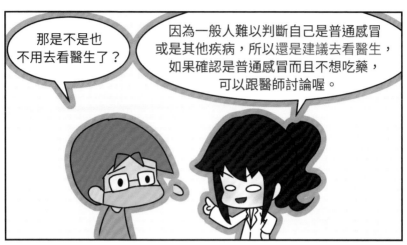

那是不是也不用去看醫生了？

因為一般人難以判斷自己是普通感冒或是其他疾病，所以還是建議去看醫生，如果確認是普通感冒而且不想吃藥，可以跟醫師討論喔。

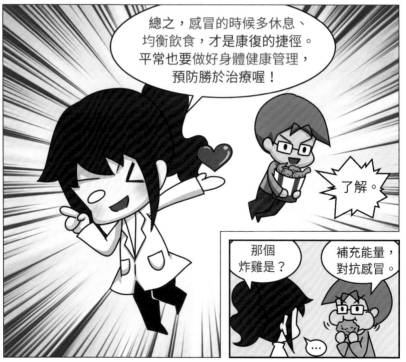

總之，感冒的時候多休息、均衡飲食，才是康復的捷徑。平常也要做好身體健康管理，預防勝於治療喔！

了解。

那個炸雞是？

補充能量，對抗感冒。

…

退燒

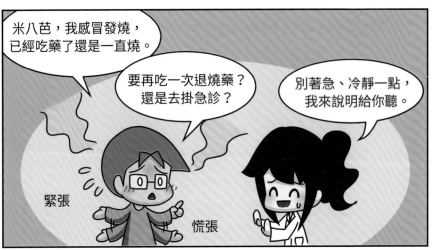

米八芭，我感冒發燒，已經吃藥了還是一直燒。

要再吃一次退燒藥？還是去掛急診？

別著急、冷靜一點，我來說明給你聽。

緊張

慌張

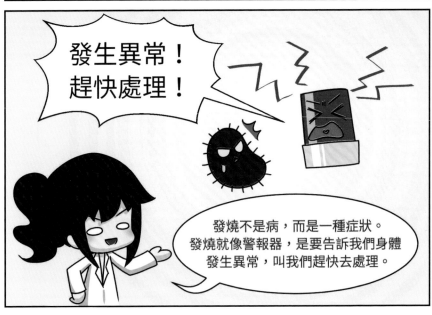

發生異常！趕快處理！

發燒不是病，而是一種症狀。發燒就像警報器，是要告訴我們身體發生異常，叫我們趕快去處理。

如果只有吃退燒藥，以為不燒就沒事了，就像把警報器插頭拔掉，卻沒有去處理真正的問題。

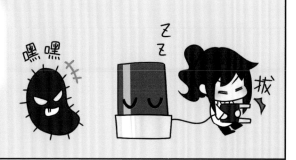

相反的，如果已經找出發燒原因，並且處理過，雖然可能因為無法馬上排除病因，而沒有立刻退燒，但就不需要太擔心了。

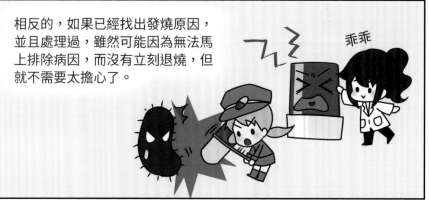

而且發燒的體溫上升，可以增加免疫反應，減少細菌繁殖，對疾病的痊癒可能是有幫助的。

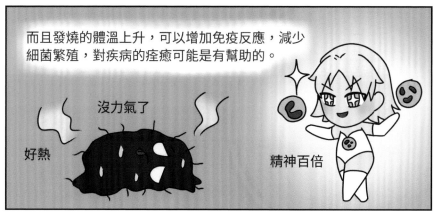

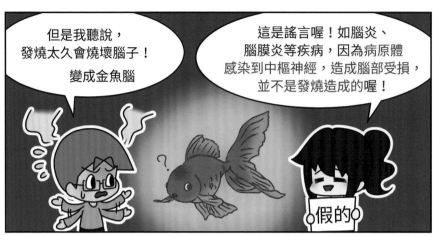

但是我聽說，發燒太久會燒壞腦子！變成金魚腦

這是謠言喔！如腦炎、腦膜炎等疾病，因為病原體感染到中樞神經，造成腦部受損，並不是發燒造成的喔！

假的

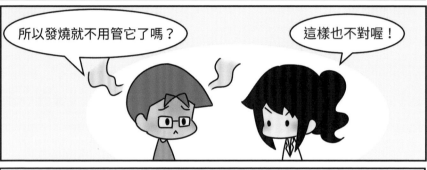

所以發燒就不用管它了嗎？

這樣也不對喔！

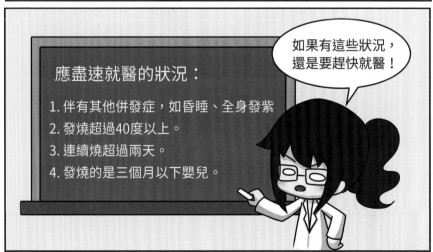

應盡速就醫的狀況：

1. 伴有其他併發症，如昏睡、全身發紫
2. 發燒超過40度以上。
3. 連續燒超過兩天。
4. 發燒的是三個月以下嬰兒。

如果有這些狀況，還是要趕快就醫！

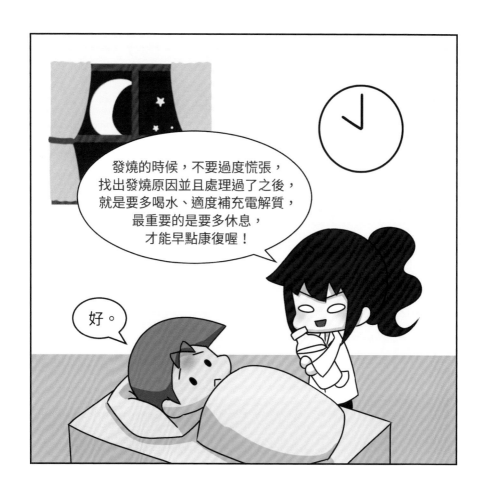

退燒

許多家長對於發燒有所誤解，而對發燒產生過度恐慌，可能會短時間內使用口服退燒藥、退燒藥水、退燒塞劑等等，但這麼做除了對痊癒不見得有幫忙，可能使用過多的劑量而引發藥物的副作用。

發燒是一種症狀而非疾病，發燒就像是警報器，它只是告訴我們身體出現異常，而不是引起異常的原因。所以出現發燒症狀的時候，最重要的是要找出引起發燒的疾病加以處理。如果只是服用退燒藥，以為不燒就沒事了，就像是把警報器插頭拔掉，卻沒有去對抗入侵的敵人，可能會延誤了疾病的治療。

另外謠傳發燒太久會燒壞腦子，也是錯誤的謠言。發燒幾乎不可能到達傷害頭腦的體溫，造成腦部受損的原因是如腦炎、腦膜炎等疾病，因為病原體感染到中樞神經而造成，只是因為這些疾病常伴隨發燒症狀，而造成的誤解。

但是也不是說不能退燒，而是說不要「只退燒不治療疾病」，發燒症狀可能會造成身體不適，這時服用退燒藥減輕不適，可以好好休息而加速疾病的治癒。

總之，找出發燒原因並適當處理後，再來就是多喝水、適當補充電解質，最重要是要多休息，才是回復健康的捷徑。

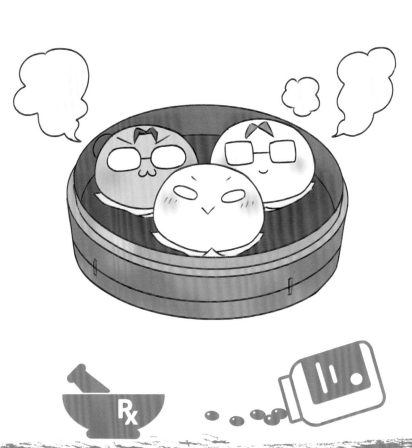

眼藥水注意事項

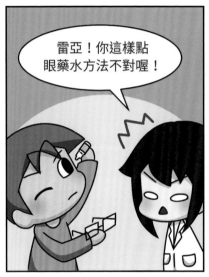

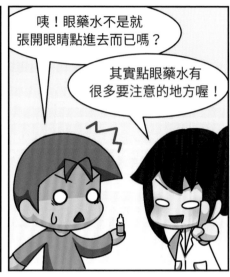

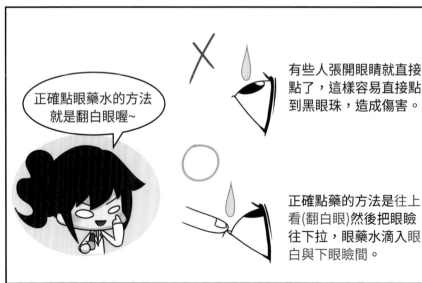

有些人張開眼睛就直接點了，這樣容易直接點到黑眼珠，造成傷害。

正確點藥的方法是往上看(翻白眼)然後把眼瞼往下拉，眼藥水滴入眼白與下眼瞼間。

點藥水前手要洗乾淨。一次點多瓶藥水或藥膏時，中間要間隔5分鐘。避免後面的藥水洗掉前面的藥水而影響藥效。開立油性藥水或藥膏，偏水性的藥水先點，偏油性藥水或藥膏後點。

先 偏水性藥水　　偏油性藥水或懸浮液藥水　　眼藥膏 後

5分鐘　　5分鐘

順序上可以再跟你的藥師或是醫師確認喔！

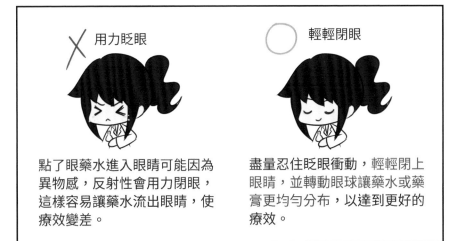

✕ 用力眨眼　　○ 輕輕閉眼

點了眼藥水進入眼睛可能因為異物感，反射性會用力閉眼，這樣容易讓藥水流出眼睛，使療效變差。

盡量忍住眨眼衝動，輕輕閉上眼睛，並轉動眼球讓藥水或藥膏更均勻分布，以達到更好的療效。

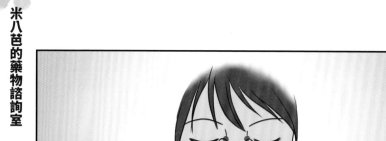

點完藥水後可以壓住鼻淚管開口(約眼頭跟鼻梁交界處),可以減少藥水流到嘴巴的苦味,也可以把藥水留在眼睛達到更好療效。

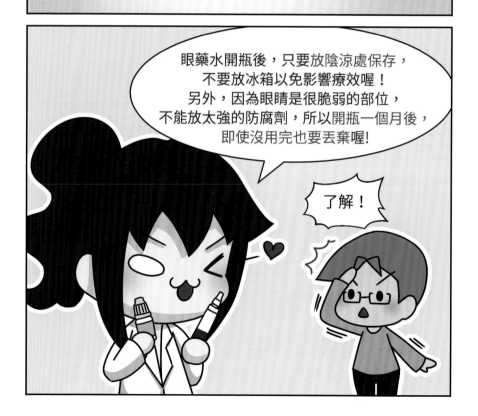

眼藥水開瓶後,只要放陰涼處保存,不要放冰箱以免影響療效喔!另外,因為眼睛是很脆弱的部位,不能放太強的防腐劑,所以開瓶一個月後,即使沒用完也要丟棄喔!

了解!

輕鬆藥物剝半法

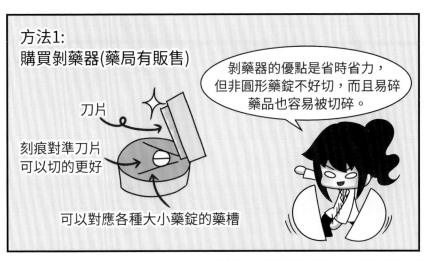

方法1:
購買剝藥器(藥局有販售)

刀片

刻痕對準刀片
可以切的更好

可以對應各種大小藥錠的藥槽

剝藥器的優點是省時省力，
但非圓形藥錠不好切，而且易碎
藥品也容易被切碎。

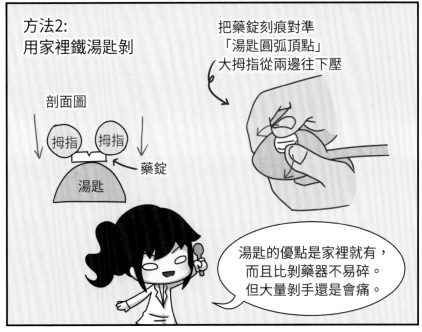

方法2:
用家裡鐵湯匙剝

把藥錠刻痕對準
「湯匙圓弧頂點」
大拇指從兩邊往下壓

剖面圖

拇指　拇指

藥錠

湯匙

湯匙的優點是家裡就有，
而且比剝藥器不易碎。
但大量剝手還是會痛。

藥物磨粉

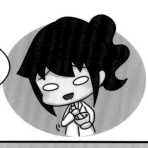

請藥師磨粉雖然方便，
但是也有很多缺點，
你知道嗎？

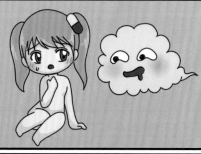

容易潮解變質
磨粉後表面積變大，也可能
失去膜衣保護，藥品就像是
裸體面對陽光、水氣，更容
易潮解、變質。

難以辨識藥品
磨粉後外觀無法判別，
藥物錯誤也難以發覺，
增加吃錯藥的風險。

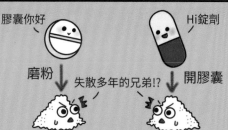

膠囊你好　　　　　　Hi錠劑

磨粉　失散多年的兄弟!?　開膠囊

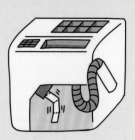

混藥
磨粉需使用研缽、磨粉機、
分包機，可能因藥粉殘留造
成藥量不足。且再怎麼努力
清潔器具還是可能有藥物殘
留，會導致混到他人藥品。

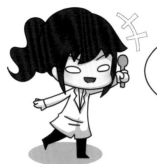

那些缺點，
只要在服藥之前再自己磨粉，
就通通能夠避免了喔！
而且自己磨粉相當簡單！

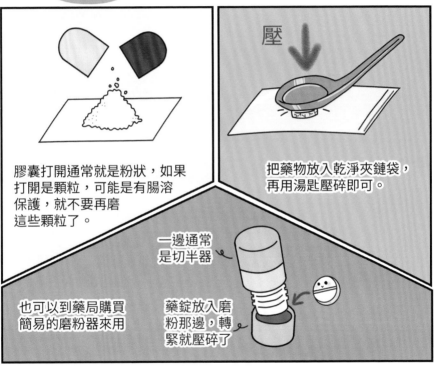

壓

膠囊打開通常就是粉狀，如果
打開是顆粒，可能是有腸溶
保護，就不要再磨
這些顆粒了。

把藥物放入乾淨夾鏈袋，
再用湯匙壓碎即可。

一邊通常
是切半器

也可以到藥局購買
簡易的磨粉器來用

藥錠放入磨
粉那邊，轉
緊就壓碎了

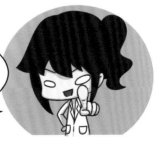

但不是所有藥品都適合磨粉，
如腸溶錠、緩釋錠就不適合磨粉，
自行磨粉之前請先向藥師確認喔！

141

藥物磨粉

在宣導藥物自行磨粉的時候，偶爾會被質疑「你們藥師只是想減輕工作量吧？」我是不否認患者如果能自行磨粉，可能可以減少一些藥師的工作量，但是卻不是我想宣導的原因，如果你知道整個磨粉的進行過程，我相信就能理解為什麼自行磨粉對患者是比較好的。

由藥局事先磨粉後的藥物，因為與空氣的接觸面積大幅度增加，比起藥丸狀態更容易受潮結塊。雖然並不是藥物結塊就表示變質了，但是卻會變得讓人難以判斷品質。另外磨粉之後無法以外觀判斷藥物，藥師是否有拿錯藥物品項、或是拿錯別的小朋友的藥給你，都完全無法判斷。雖然藥師一定會小心注意，每間藥局也都有自己的方式來避免拿錯不同人的藥，但是沒有人能保證完全不會發生。

上面提到的兩個問題都是有可能但不一定會發生，請醫療院所幫忙磨粉最可怕的、也是幾乎 100% 會發生的問題，就是混藥問題。醫院或診所在處理磨粉時，勢必會使用到研缽、磨碎機、分包機等機器，經過這些機器的藥粉絕對都會有部分殘留在機器裡。雖然每做完一個患者的藥粉，藥師都會進行清潔的動作，但是無法用

水洗，因為洗完機器處於潮濕狀態無法再包下一位患者，所以只能用吸塵器、刷子等工具盡可能的清掉上一位患者的藥粉，無法做到完全徹底的清潔。因此每一份醫療院所為你磨的粉，雖然量不多，但是一定都減少了一點你的藥粉，並且參雜了別位患者的藥粉。雖然因為參雜的量不會太多，至今沒有聽說因此發生什麼嚴重的問題，但如果上一位患者的藥物剛好是你過敏的藥物，還是有發生藥物不良反應的風險。

如果真的沒辦法自己磨粉，但是又擔心給醫療機構磨粉造成的問題，其實藥水形式的藥品也是個不錯的選擇。不過有藥水劑型的藥物種類比較少，還是需要跟醫師討論一下病況是否許可。

回歸藥物磨粉是否是為了減少藥師工作量的話題，我個人認為，只要不是硬是要求沒有在進行磨粉的地方幫忙磨粉，而是醫院或診所本來就有替患者磨粉的業務，那就會有安排人力去進行，要求磨粉並沒有什麼不可以的。但是我希望大家先了解診所或醫院替你磨好粉會有什麼缺點，再來衡量事先磨粉的方便性這個優點，依照自己的狀況決定是否請醫療院所幫忙磨粉。

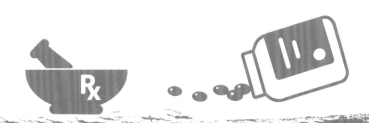

科學中藥是什麼？

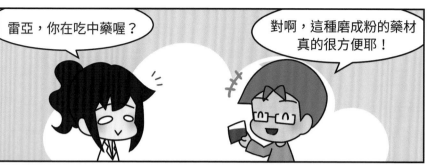

雷亞，你在吃中藥喔？

對啊，這種磨成粉的藥材真的很方便耶！

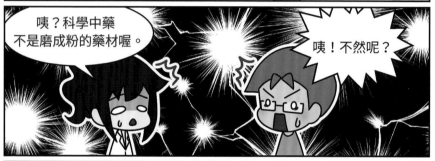

咦？科學中藥不是磨成粉的藥材喔。

咦！不然呢？

俗稱的科學中藥正式名稱是「濃縮中藥」，是把藥材煎煮之後的藥汁，在低溫低壓的環境中將水分蒸乾，然後再加澱粉等賦形劑做成粉末狀。

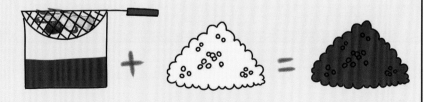

煎煮完成的藥汁　　　　澱粉等賦形劑　　　　科中藥粉

這種中藥形式，主要是因應現代人生活忙碌。有不需耗時煎煮、方便攜帶的優點。且經過高溫處理，可以減少蟲蛀及發霉的情形。

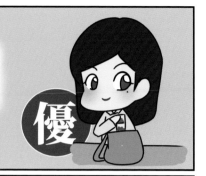

優

但是科學中藥裡面常用的賦形劑澱粉，可能會對部分患者病況不利。還有固有成方因為已經煎煮完成，有難以微調成分含量的缺點。

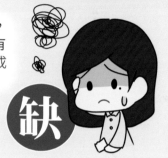

缺

不管是濃縮科學中藥還是傳統水藥，中藥也是藥，用的不對也是會產生不良反應的。請找專業的中醫師，依照自己的身體狀況，選擇適合的中藥以及藥物形式喔！

乖乖找中醫喔！

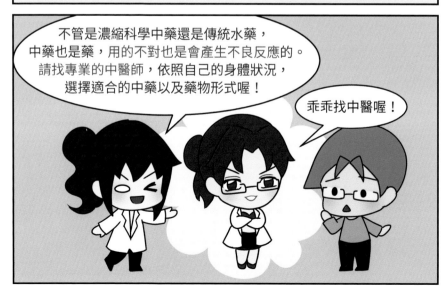

傳統水藥煎煮法

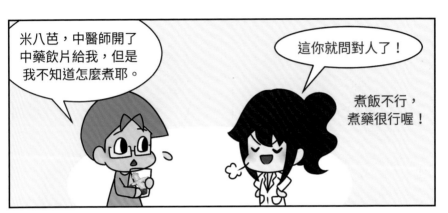

米八芭，中醫師開了中藥飲片給我，但是我不知道怎麼煮耶。

這你就問對人了！

煮飯不行，煮藥很行喔！

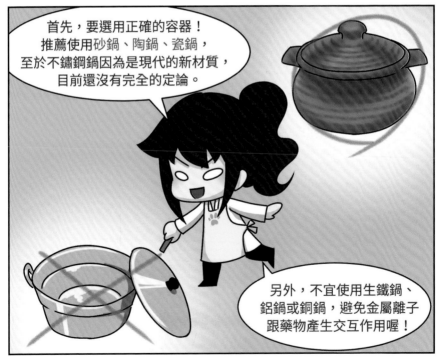

首先，要選用正確的容器！推薦使用砂鍋、陶鍋、瓷鍋，至於不鏽鋼鍋因為是現代的新材質，目前還沒有完全的定論。

另外，不宜使用生鐵鍋、鋁鍋或銅鍋，避免金屬離子跟藥物產生交互作用喔！

146

開始煎煮前，要把藥材的泥沙沖洗乾淨。

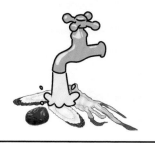

洗乾淨後，要再浸泡藥材20分鐘左右。使用純淨冷水，水量需要淹過藥材1~2公分。

再來就開始煎藥，一帖藥會煎兩次，第一次稱為頭煎，第二次稱為尾煎。首先用大火煮到沸騰，再改用小火煎煮。煎煮時間根據藥材而會有所不同，通常為30分鐘左右，把藥汁煎成一碗的量。

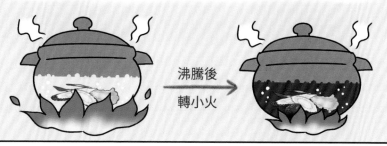

沸騰後
轉小火

再來把煎好的藥汁過濾出來，頭煎就完成囉！

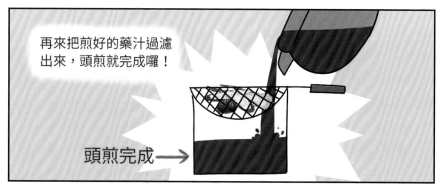

頭煎完成 →

再來是尾煎，一樣用純淨冷水，加入的水量可以比頭煎少一些。大火煮滾後，用小火煎煮成一碗藥汁的量，過濾出來後尾煎就完成了！

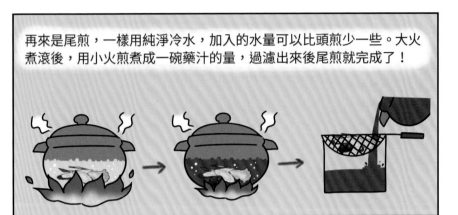

因頭煎較濃，尾煎較稀，所以要把兩碗混合，再依照醫師指示，分成兩碗或三碗。

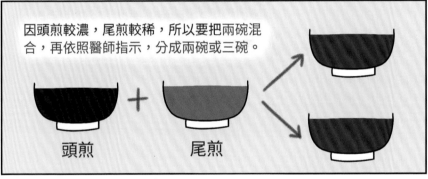

頭煎　　　　　尾煎

剛煎好的藥液可以直接溫服。
如果沒有要立刻喝藥液，則放冰箱保存，
要喝之前再加熱服用。

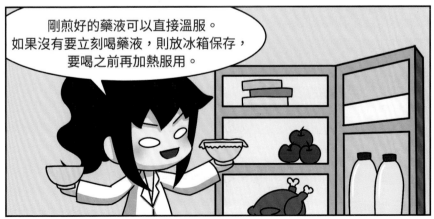

先煎：需要先煮30分鐘左右，再放其他藥材煎煮。如礦石、貝殼類藥材，因有效成分不易煎出。或烏頭、附子等藥性較強藥材，要先煎處理減低毒性。

後下：煎煮時間需要比一般藥材少。一些芳香氣味的藥材，為了防止揮發油等有效成分散失，在頭煎的最後5~10分鐘再放入煎煮即可。

另外，還有些藥材需要用比較特殊的煎煮方法喔！

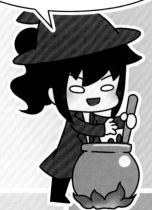

包煎：藥材質地細小，或是煎煮後容易糊化，或有絨毛會刺激咽喉，應該放在棉布袋或過濾袋中煎煮。通常藥局或中藥行給藥時就會把藥材包裝好。

另煎：部分貴重藥材為了避免有效成分被其他藥材吸附，需要另外煎煮。

沖服：部分芳香或貴重藥材，不宜加熱煎煮，要研磨成細粉，要服用的時候再用藥汁或是溫水沖服。

烊化：膠質、黏性大的藥材，為了避免黏鍋子或黏其他藥材而影響藥效，應單獨加熱微煮，或用溫熱藥汁溶化，攪拌至完全溶化再服用。

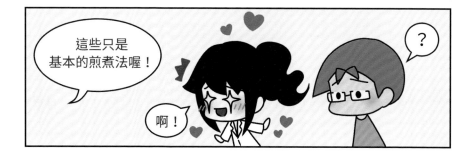

這些只是基本的煎煮法喔！

？

啊！

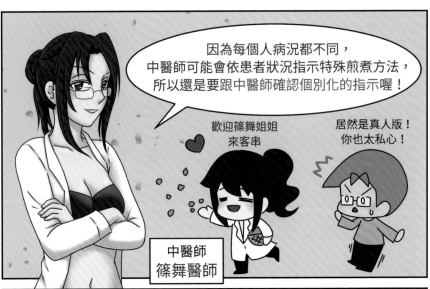

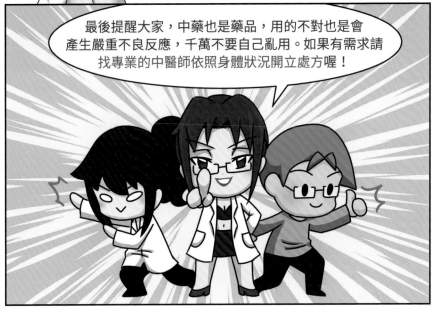

科學中藥保存法

目前台灣中醫師最普遍使用的是粉狀的科學中藥，一般來說藥粉放陰涼處保存即可，但台灣環境潮溼，容易發生藥粉結塊問題。這篇要來介紹一些避免藥物受潮結塊的方法喔！

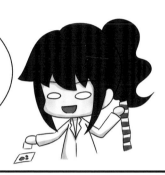

首選方法是，把藥放到防潮箱中，如果長期服藥而且都有藥物受潮的困擾，建議是準備一個防潮箱才是讓藥物發揮最好療效的方法。

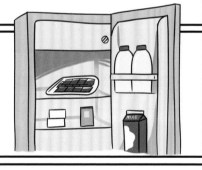

如果沒有防潮箱的話，冰箱也是個選擇，但是從冰箱拿出後遇到熱空氣反而易凝結受潮，所以每次只拿出馬上要吃的那一包，拿出後盡快服用喔！

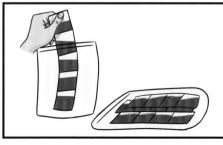

藥物量比較多的時候，可以多準備一個夾鏈袋，拿出幾天份藥物裝一個袋子服用，剩下的藥物裝在另一個袋子保存，減少袋口開合來減少藥粉跟空氣接觸，避免受潮結塊。

藥罐裡面的乾燥劑

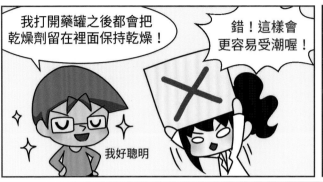

我打開藥罐之後都會把乾燥劑留在裡面保持乾燥!

我好聰明

錯!這樣會更容易受潮喔!

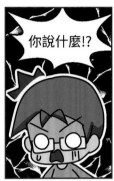

你說什麼!?

在藥罐還沒開封前的密閉空間,罐中水氣含量不多,水氣的量在乾燥劑的負荷範圍內,乾燥劑能夠吸住所有水氣,保持藥品乾燥。

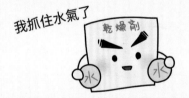

我抓住水氣了

乾燥劑

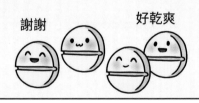

謝謝

好乾爽

藥罐開封跟空氣接觸,因為乾燥劑吸水特性會吸附空氣中水氣,達到可以負荷的量之後反而會放出水氣,造成藥品潮濕。所以開罐後乾燥劑就應該要丟掉囉!

太多了抓不住了!

乾燥劑

好潮濕

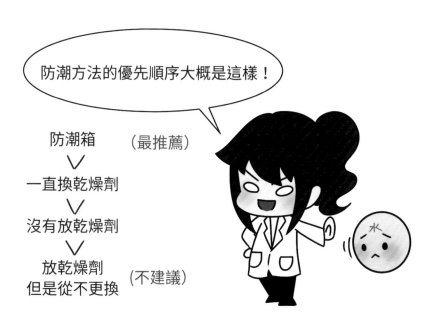

藥物的防潮方法

不管是食品或是藥品，包裝裡面常會有乾燥劑，而很多人會刻意把它留在藥罐裡面，直覺的認為這樣可以防止藥物受潮。但是令人驚訝的其實這樣可能反而是反效果，會令藥物更容易受潮。

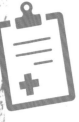

藥物開封之前，因為罐子裡的水氣量不多，乾燥劑可以吸住這些水氣，達到保持藥物乾燥的效果。但開瓶之後跟空氣中大量水分接觸，乾燥劑因為吸水的特性會抓住這些水氣，把水氣留在藥罐裡。但是在超過乾燥劑可以負荷的吸水量之後，乾燥劑會放出水分子，反而成為藥罐內的溼氣來源，造成反效果。

想要保持藥物乾燥，最推薦的辦法當然還是買防潮箱來放置藥品。沒有防潮箱的話，若是可以一直不斷更換新的乾燥劑，讓藥罐中的乾燥劑保持在未飽和的狀態，就可以如大家想像的達到保持乾燥的效果。但是普通人應該很難做到隨時注意乾燥劑狀態、並且常常更新，所以一般建議是藥品開封之後就把乾燥劑丟掉，避免未更換的乾燥劑成為藥罐中的水氣來源，並且把藥品放在陰涼乾燥處保存。

另外如果是大容量的藥品，也可以考慮找乾淨的容器分裝成小罐，減少藥物因為時常開開關關，增加跟空氣中水分接觸的機會。但是分裝要注意要把內容物、保存期限等資訊標示清楚喔！

　　防潮方法的優先順序是：（最推薦）防潮箱 > 一直換乾燥劑 > 沒有放乾燥劑 > 放乾燥劑但是從不更換 (不建議)

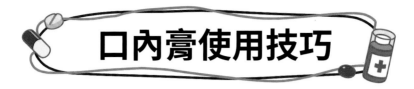

口內膏使用技巧

嘴巴破洞時候使用的口內膏，
雖然其實就是塗上去而已，
但是藥膏常黏不住所以效果不好。
下面分享一些使用的小技巧！

傷口

口內膏

先用棉花棒把傷口
附近的口水吸乾。

塗！

在口水再次弄濕
傷口前，快速的
把藥膏塗上去。

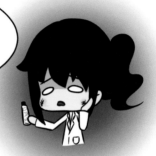

關於使用時機，盡量選擇
吃飽飯刷完牙後、睡覺之前、
不用說話等口腔活動較少時使用，
可以增加藥膏附著在傷口的時間，
達到更好的治療效果！

藥水要不要冰？

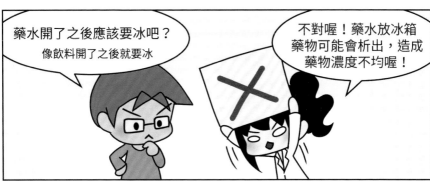

藥水開了之後應該要冰吧？
像飲料開了之後就要冰

不對喔！藥水放冰箱藥物可能會析出，造成藥物濃度不均喔！

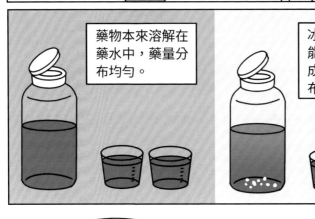

藥物本來溶解在藥水中，藥量分布均勻。

冰箱溫度低藥物可能會結晶析出，造成藥水中的藥量分布變的不均勻。

只有少數藥水，例如泡製完成的抗生素，是需要放冰箱的。大部分藥水都放陰涼處保存即可。不確定的話請諮詢藥師喔！另外藥水開瓶後一個月，就應該丟棄囉！

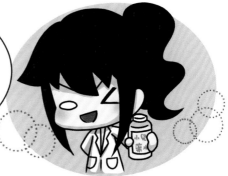

藥師，我這個藥要不要冰？

這是發藥的時候經常被詢問的問題，只有很少數藥品，如未開封的胰島素、少數眼藥水、泡製完成的抗生素藥水等，是需要放冰箱保存的，如果有用到這些藥品，藥師在發藥的時候都會特別提醒要冰冰箱。而藥師沒有說要冰的大部分藥品，則是「放陰涼處保存即可」。

民眾最愛往冰箱丟的藥物，大概非藥水類莫屬，很多人習慣開封後的小兒藥水、眼藥水放冰箱，覺得這樣可以保存更久。但其實藥水放冰箱不但無益，甚至可能有害！藥水中的藥物成分，本來溶解在藥水中，藥量分布均勻。放在冰箱因為溫度降低，藥物可能會結晶析出，造成藥水中的藥量分布變的不均勻，可能這一次用都是剩下的液體藥量不足，下一次用含有結晶藥量過多。

還有一種民眾也很愛放冰箱的藥物，就是塞劑。雖然塞劑也是放陰涼處室溫保存即可，但是台灣位處於亞熱帶，夏天有時候非常高溫炎熱，造成塞劑有融化現象而難以使用。如果發現會有這樣的狀況的話，要把塞劑放冰箱保存是沒有關係的，只是要注意從冰箱拿出來的塞劑直接使用的話，可能因為太冰冷造成患者不舒服，所以建議可以先在室溫回溫一下再使用。

另外有時候拿到藥粉的時候，藥師會建議放冰箱。這通常不是因為需要低溫保存，而是因為台灣四面環海、濕度很高，可能會造成藥粉跟空氣中水氣結合而變質。尤其是科學中藥的藥粉，常常一次開立就是好幾個禮拜，更容易產生受潮的問題。如果家中的濕度不會很高，並沒有受潮結塊的問題，其實藥粉也是陰涼處室溫保存即可。如果會發生受潮結塊的狀況，最好的辦法是放進防潮箱保存。

　　真的沒有防潮箱的話，冰箱也是個選擇，但是必須要注意，藥粉從冰箱拿出來後，因為低溫遇到外面的熱氣，反而可能有水氣凝結造成反潮，所以請每次只拿出馬上要吃的部分就好。

　　正確保存藥品，才能發揮藥物最大療效喔！

廢棄藥物處理

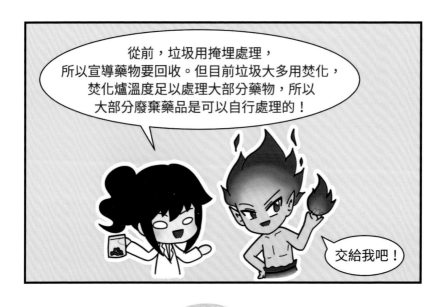

從前，垃圾用掩埋處理，所以宣導藥物要回收。但目前垃圾大多用焚化，焚化爐溫度足以處理大部分藥物，所以大部分廢棄藥品是可以自行處理的！

交給我吧！

排裝藥物要剝出來
裝進夾鏈袋

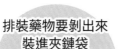
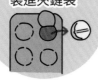

藥水、洗藥罐的水
都要倒入夾鏈袋

放入茶渣、咖啡渣、
衛生紙等垃圾

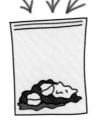

破壞藥品包裝和外觀，
是為了避免兒童誤食和
有心人士再利用。

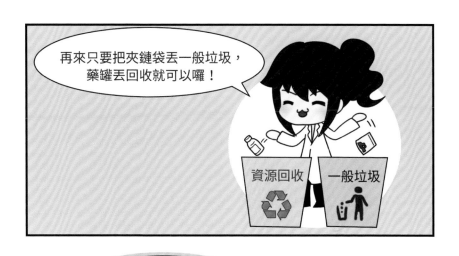

再來只要把夾鏈袋丟一般垃圾，藥罐丟回收就可以囉！

資源回收

一般垃圾

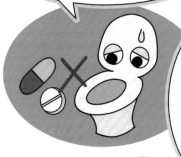

不過千萬不能把藥品丟馬桶或水槽，汙水處理廠無法處理這些藥！

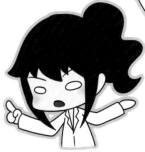

另外，這些還是要交給醫院或藥局處理：
1.抗生素
2.荷爾蒙製劑
3.化療藥和免疫抑制劑
4.麻醉藥、管制藥
5.針具、針頭
（要裝罐回收）

藥物不能配柚子

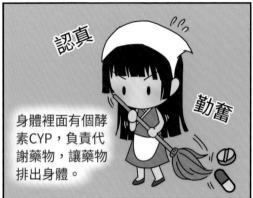

認真

勤奮

身體裡面有個酵素CYP，負責代謝藥物，讓藥物排出身體。

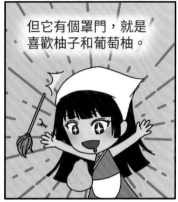

但它有個罩門，就是喜歡柚子和葡萄柚。

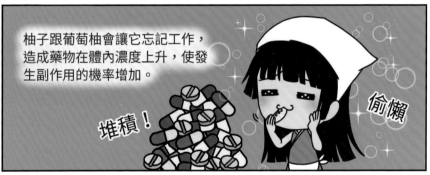

柚子跟葡萄柚會讓它忘記工作，造成藥物在體內濃度上升，使發生副作用的機率增加。

堆積！

偷懶

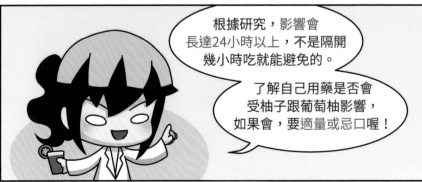

根據研究，影響會長達24小時以上，不是隔開幾小時吃就能避免的。

了解自己用藥是否會受柚子跟葡萄柚影響，如果會，要適量或忌口喔！

口罩正確戴法

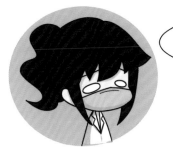

先說結論，有顏色那一面朝外。

外層(有顏色)
有防潑水處理，可以阻絕別人噴過來的口水、鼻涕等飛沫。

中層(過濾層)
可以過濾掉一些病菌以及空氣中的粉塵。

內層(沒顏色)
採用吸水材質，可以吸附配戴者的飛沫，提供舒適感。

戴相反的話，不但防水層反彈自己的飛沫噴得滿臉，吸水層還會把別人的飛沫吸緊緊，口罩效果大打折扣！

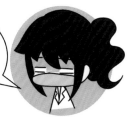

感謝客串！

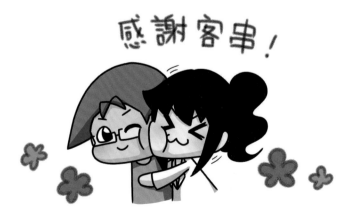

後記

理想中的工作

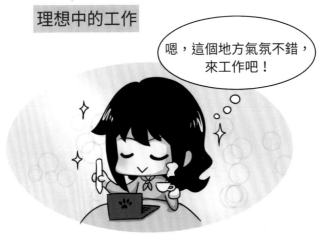

嗯，這個地方氣氛不錯，
來工作吧！

一邊旅遊，在覺得氣氛好的地點坐下來，
一邊喝咖啡、一邊優雅的工作。

現實中的工作

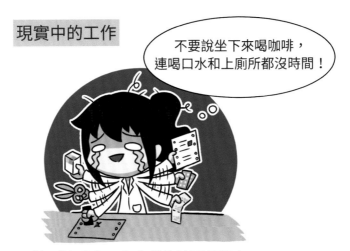

不要說坐下來喝咖啡，
連喝口水和上廁所都沒時間！

忙到連喝水、上廁所的時間都沒有。

理想與現實

　　我的人生，跟畫圖是密不可分的。幼稚園的獎狀上，被老師寫了「在繪畫方面表現良好」，國小去讀了美術班，後來也都持續有在畫畫。那為什麼我最後跑去當藥師了呢？這個嘛，因為我很小就感受到，自己在美術方面，並沒有足以成為佼佼者的才能。剛好自己也還能念點書，加上一位「因為知道美術之路很辛苦，而一直鼓勵學生往別條路發展」的奇異美術老師的推波助瀾之下，我的人生變成「努力念書，畫畫當興趣」這樣的方向。

　　「那念書為什麼是藥師？在台灣念書的極致應該是當醫師吧？是對藥學有興趣嗎？」呃……我要很老實的說，我就跟很多人一樣，想當醫師考不上，最後就念了三類組分數比較低的科系這樣。想當初我經歷了重考、轉系，怎麼樣就是差那一點點，最後就認命的先去念藥學系，想說也許畢業後再拚學士後中醫或西醫。實際去念之後，發現自己藥學系就念的氣喘吁吁了啊！所以也就認清自己念書的能力差不多就到這個程度，沒有再繼續想走醫生路，而是努力當個好藥師。

　　雖然現實中從事的藥師工作，跟從前幻想的畫圖人生有段距離，但是因為有藥師這個正職給我足以餬口的

薪水，對於我創作這一塊，我有更大的餘裕和自由，可以創作自己喜歡的東西，而非案主要求的東西。而且能開心的創作，而不是爆肝趕稿。我覺得正是因為有藥師的正職支撐，我的創作夢想反而能夠非常接近我理想中的狀態。

畫畫也半吊子、念書也半吊子，所以我的人生就只能是個半吊子嗎？我覺得不是的！我努力結合兩者，用圖畫當方法，讓大家更容易了解用藥知識，而使藥物達到更好的療效。用藥師知識當題材，讓我的圖畫更被大家看到、喜歡。雖然，我想也許有些人會覺得這種作法還是放棄夢想、跟現實妥協。但自己覺得這種「兩棲人生」，又未嘗不是人生的一個選項呢？

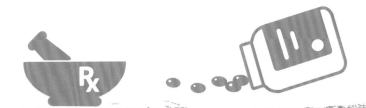

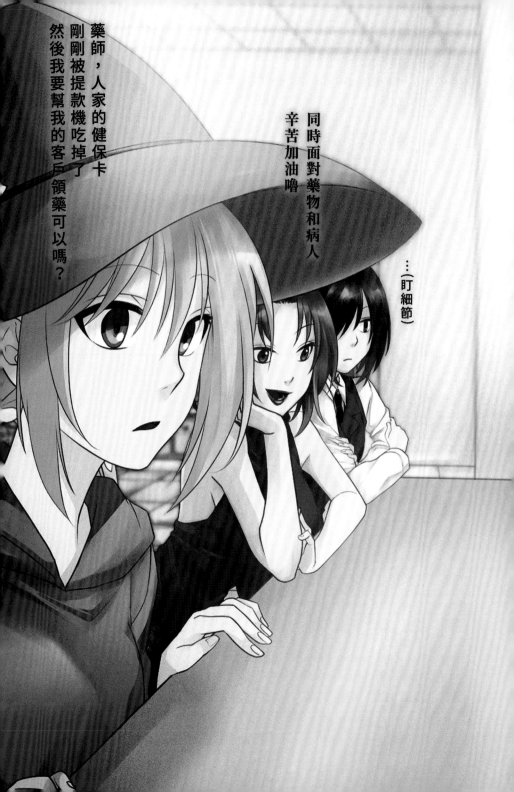

藥師，人家的健保卡
剛剛被提款機吃掉了
然後我要幫我的客戶領藥可以嗎？

同時面對藥物和病人
辛苦加油嚕

⋯（盯細節）

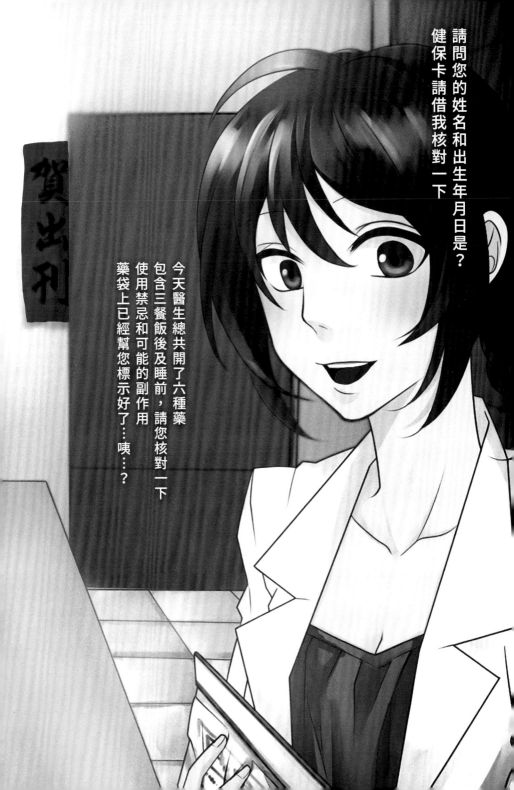

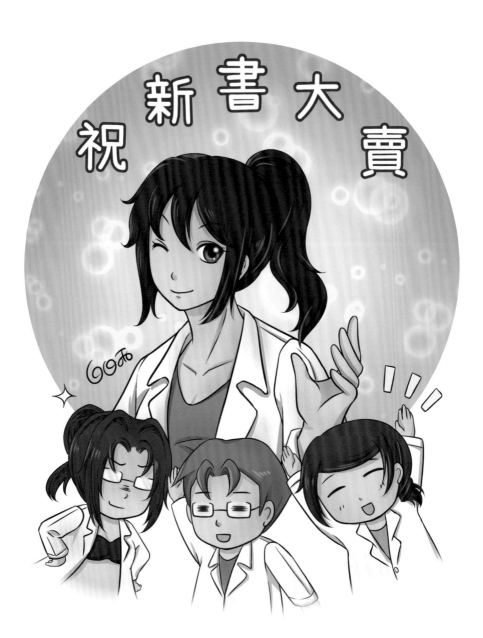

醫院也瘋狂

f 醫院也瘋狂

雷亞及兩元同賀米八芭新書出版！

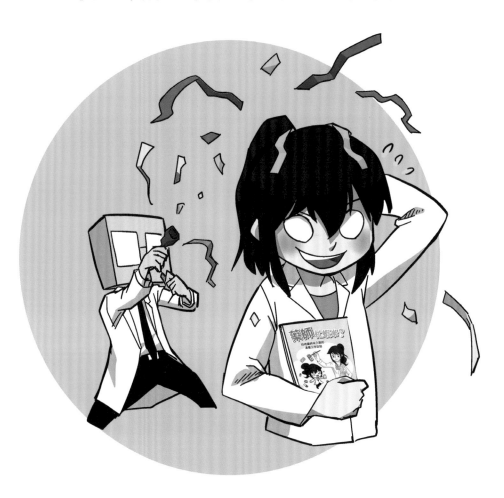

恭是空白

XINHBSPACE

88藥局

恭喜出版

處方醫師:雷亞　處方日期:108/03

姓名: 米88　天份: ∞天　性別: ♀

藥名: 藥師忙蝦米　用法: 1本 QD

適應症: 想了解藥師日常的所有讀者。

副作用: (可能) 一起成為藥師、(*´∀`*)ノ❀

藥品外觀: 📖 (?

其他: 不管作者嗑了什麼, 都給我來一點。

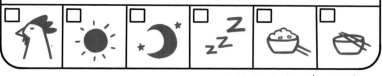

＊以上僅供娛樂, 請勿認真

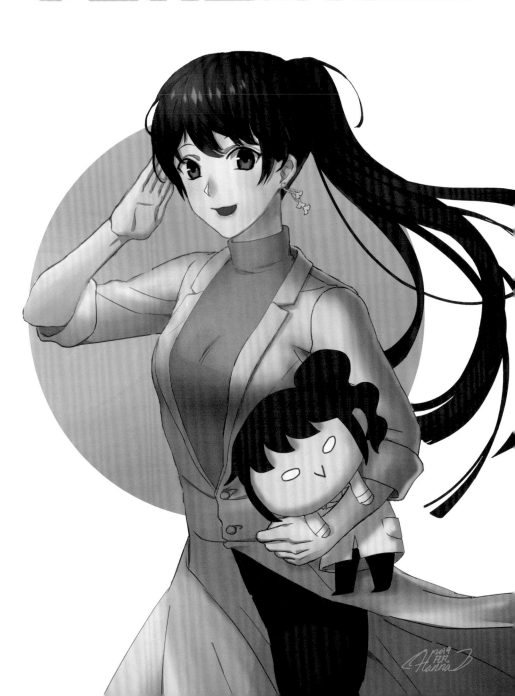

恭喜新書順利出版

這本我用盡心力的書能順利出版，
要感謝許多人的幫忙。

感謝各領域的專業藥師讓我訪問、諮詢，
讓這本書的內容能夠更客觀與真實。

感謝玉春資深主編和錦雲編輯，
以及其他有出版經驗的朋友給我相關建議，
讓書能以更接近我理想的方式呈現。

感謝家人與朋友的一路相挺與鼓勵。

最要感謝我的編輯雷亞，
願意幫毫無經驗的我出書，
給我非常多幫忙跟建議，
還不厭其煩的依照我吹毛求疵的要求修改稿件，
沒有你，就沒有這本書。

最後感謝閱讀此書的你，
你們的欣賞與支持，
是我繼續創作的動力。

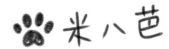 米八芭

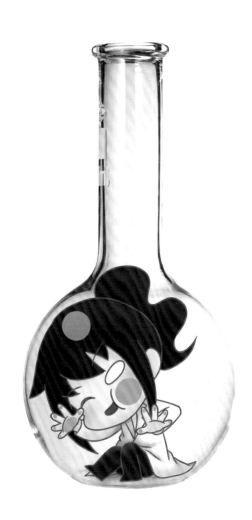

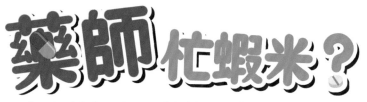

藥師忙蝦米？

白袍藥師米八芭的漫畫工作日誌

【作者】：米八芭

【編輯】：雷亞

【顧問】：陳玉春資深主編

【出版】：大笑文化有限公司

【Mail】：laya.laya@msa.hinet.net

【校對】：林組明、洪大、何錦雲、李品誼、兔君、
　　　　　MJ、阿涵、張維倫

【印刷】：先施印通股份有限公司 (感謝蔡明穎蔡姊協助)

【經銷】：白象文化事業有限公司經銷部
　　　　　電話：04-22208589
　　　　　地址：401 台中市東區和平街 228 巷 44 號

【初版】：2019 年 03 月

【定價】：新台幣 350 元

【ISBN】：978-986-95723-6-1